Dr. med. Susann Kräftner

Entzündet!

Die stillen und gefährlichen Auslöser
von Allergien, Übergewicht und Tumoren –
und was wir dagegen tun können

W0085057

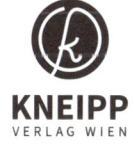

KNEIPP
VERLAG WIEN

INHALT

Mein Pfad durch das Dickicht ans Licht

oder: Wie ich über Jahrzehnte langsam begriff, dass mein Organismus keine Waffe zur Selbstverteidigung ist, sondern ein fein vernetztes Ganzes abertausender Regulationsprozesse.

Wie kam es, dass ich für mich erkannt habe, dass es die Entzündungsprozesse in unserem Körper sind, die Zustände wie Wohlempfinden und Krankheiten in allen Schattierungen hervorbringen?

Ich erinnere mich an leidvolle Zeiten der Verwirrung und Unsicherheit während meines Medizinstudiums in Wien. Außer einer Anhäufung von sogenannten Fakten, die ich lustlos in mich hineinstopfte und die bei mir dann auch prompt Essstörungen nach sich zogen, ist heute nichts Nennenswertes geblieben.

Ich habe damals versucht, diese Leere der Lehre mit Praktika und später mit viel Empathie und Einsatz am Krankenbett zu kompensieren. Mein Erfahrungsspektrum reicht deshalb über alle Abteilungen hinweg und umfasst Bereiche wie die Psychiatrie und Intensivmedizin, die bei oberflächlichem Hinsehen nicht unterschiedlicher sein könnten. Dennoch war ich unglücklich. Viele Jahre sollten noch vergehen, bis sich dieser Zustand grundlegend veränderte.

In meiner Lehrzeit an der Uni habe ich beinahe nichts über Immunsystem, Stress-System oder die komplexen Zusammenhänge im Organismus gehört. In meinen Wanderjahren sammelte ich zwar sehr viele Erfahrungen, stieß aber immer öfter an meine Grenzen, die ich später als die Grenzen der westlichen Medizin begreifen sollte. Besonders dann, wenn es darum geht, die vielen chronischen Erkrankungen unserer Gegenwart sinnvoll zu behandeln, sind die Möglichkeiten der Medizin erschütternd gering.

1988 ließ ich meinen Beruf hinter mir und machte mich auf die Suche nach der Lösung für mein Problem: Unzufriedenheit und Unausgeglichenheit, Essstörungen, Mangel an Motivation, Schlafstörungen und ständige innere Unruhe. Diese Aufzählung umfasst eindeutige Krankheitssymptome, die ich damals natürlich nicht als solche erkannte. Aber dazu komme ich später.

Ich greife noch einmal kurz meine Wanderjahre auf. Unter anderem habe ich im Flüchtlingslager Shatila in Beirut zu Zeiten des Bürgerkriegs gearbeitet, eine Zeit, die mich sehr geprägt hat und mir meine eigenen Grenzen aufzeigte. Von dort gelangte ich in die Vereinigten Arabischen Emirate. Die Krankenhausarbeit dort frustrierte mich dermaßen, dass ich Hals über Kopf kündigte, ohne zu bedenken, dass ich arbeitslos sein würde. Das war der Beginn für den Aufbruch in ein anderes Leben und ich machte mich auf die Suche nach Arbeit. Da ich nicht mehr in den Klinikalltag zurückkehren wollte, nahm ich eine Stelle in einem Blutplasma verarbeitenden, pharmazeutischen Unternehmen in Frankfurt am Main an. Dort musste ich mich zum ersten Mal mit dem Thema Immunsystem auseinandersetzen. Ich hatte wirklich keine Ahnung.

Das erste Buch, das ich zu lesen versuchte, um mich kundig zu machen, hieß »Basics in Immunology«. Ich verstand gar nichts und dachte, dass ich einfach zu dumm bin, um das Thema zu begreifen. Das war alles in den Achtzigern des letzten Jahrhunderts.

Heute, nach über 25 Jahren, die ich mich mit dem Immunsystem, dem Stress-System, dem Nervensystem, den Hormonen, dem Organismus als dicht geknüpftes Beziehungs- und Kommunikationsgeflecht befasse, wage ich zu urteilen, dass das Buch einfach schlecht war und ich mich aus Unsicherheit noch mehr habe verunsichern lassen.

So begann in den neunziger Jahren des letzten Jahrhunderts eine aufregende Reise, in deren Zentrum heute die Entzündung steht. Das Thema ist spannend und durchzieht die Menschheitsgeschichte zumindest schon seit der Antike und findet sich in allen Kulturen wieder. Denn in der Entzündung vereint sich unser Organismus zu einem harmonischen Ganzen. Die moderne Naturwissenschaft steht gerade am Anfang der Erforschung und sie hat es schwer, denn die Ablöse alter tradierter Vorstellungen benötigt viel Zeit, oft von Generationen. Die chronischen Krankheiten, die uns plagen und die wir nicht zu behandeln wissen, nötigen uns aber zum Umdenken: ein zu langsamer Prozess, vor allem für die vielen Leidenden. Die Entzündung zu begreifen, bedeutet auch die Wege der (Er-)Lösung klarer vor sich zu sehen. Für mich war diese Erkenntnis jedenfalls wie eine Erleuchtung, eine Befreiung aus der Zwangsjacke Medizin.

Sie möchten sicherlich wissen, wer hier zu Ihnen spricht. Wer bin ich? Also: Ich habe im kalten Monat Februar mit meinen zwei Border-Terrier-Mädels den Sturz in den Wiener Donaukanal überlebt. Ich habe eine Kuhherde, die in Davos über mich hinweg trampelte, überlebt. Glauben Sie mir, ich weiß, was es heißt, Lebenskraft, Lebensgeister, Lebenswillen oder naturwissenschaftlich formuliert das »Stress-System« zu mobilisieren.

Nun brechen Sie bitte mit mir auf, die Entzündung und ihre Bedeutung für Gesundheit und Krankheit zu entdecken. Wenn Ihnen die innere Landschaft einmal vertraut ist, werden Ihnen die Pfade zur Behandlung logisch erscheinen. Wenngleich diese oft nicht einfach zu begehen sind, da sie von uns die Bereitschaft erfordern, alte Gewohnheiten zu verlassen.

Für mich war die Arbeit mit Biestmilch der eigentliche Weg ans Licht. Zu begreifen, warum und wie Biestmilch seine vielfältigen Wirkungen entfaltet, lehrte mich, die Entzündung ganz anders zu sehen, als das all die Jahre während meiner Zeit im klinischen Alltag der Fall war.

Ich musste mir die Frage stellen, warum und wie Biestmilch die Leistung steigert und warum und wie sie Allergien lindert oder bei Tumorpatienten das Immunsystem stabilisiert und da ist noch vieles mehr, warum und wie sich in ihr Prävention und Behandlung vereinen. Über 15 Jahre kreuz und quer lesen, kreuz und quer denken, führten letztlich zu meiner heutigen Sicht auf die Entzündung.

Biestmilch ist Kolostralmilch. Sie wird auch Erstmilch genannt. Das Wort »Biestmilch« hat indogermanische Wurzeln und teilt sich den Wortstamm mit Bauch und Busen. Sie ist ein altes Naturheilmittel, das von unseren Vorfahren hoch geschätzt wurde.

Schon an dieser Stelle möchte ich auf die Biestmilch aufmerksam machen, denn sie wird sich als roter Faden durch mein Buch ziehen. Es handelt sich dabei um eine komplexe Komposition – wie jedes andere Lebensmittel übrigens auch – und besteht aus einer Vielzahl bioaktiver Moleküle. Sie ist kein Nahrungsergänzungsmittel, das im Labor entwickelt wurde. Sie ist dazu da,

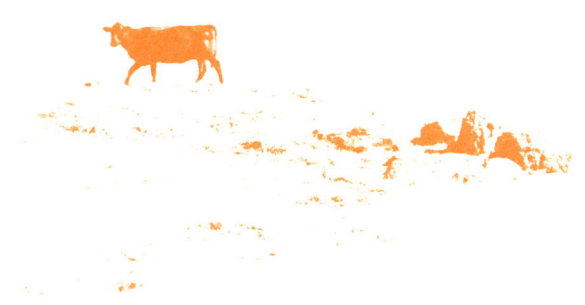

für den Nachwuchs den ersten unentbehrlichen Schluck zum Überleben zu gewährleisten. Sie ist unglaublich nahrhaft und gibt dem Neugeborenen alles, was es zunächst braucht. Biestmilch ist die erste Nahrung, mit der wir überhaupt in Kontakt kommen. Sie versetzt alle Organe und Organsysteme in den Funktionsmodus und ist Starthilfe für den Stoffwechsel, das Immunsystem, die Nerven, den Bewegungsapparat, die Blutgefäße etc.

Unabhängig von Alter, Gewicht und Körpergröße moduliert Biestmilch das entzündliche Milieu, das die Zellen umgibt, sie aktiviert ebenso wie sie beruhigt. Sie beeinflusst damit unser Stress-System, auf das ich in meinem Buch näher eingehen werde, auf äußerst positive Weise. Es geht bei Biestmilch nicht darum, eine Menge X durch eine Menge Y zu ersetzen. Deshalb ist die Menge, die man zu sich nimmt, nicht vom Körpergewicht abhängig, sondern vom Aktivitätszustand eines Organismus. Nachweislich lässt die regelmäßige Einnahme von Biestmilch Asthma und Allergien abklingen, verbessert das Wohlbefinden bei Tumoren, Virusinfekte werden seltener, Symptome von Autoimmunerkrankungen werden schwächer und der Verlauf chronischer Entzündungen und Erkrankungen verändert sich zum Positiven.

Mit meinen Ausführungen auf den folgenden Seiten möchte ich Sie dazu einladen, Ihren Körper und seine Funktionen, aber auch Dysfunktionen und seine Reaktion auf äußere Einflüsse besser kennenzulernen.

Ihre
Dr. med. Susann Kräftner

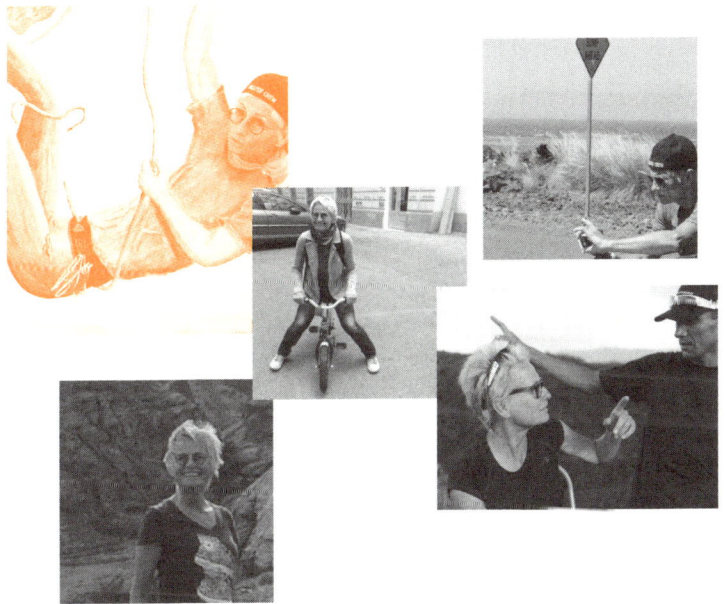

Warum ich dieses Buch schreibe

Ein Text mit Augenzwinkern und Selbstironie

Ich möchte Ihnen meine Geschichte erzählen. Denn ich glaube, dass es meine eignen Erfahrungen sind, die mein Wissen bereichern und es als dichtes Netzwerk durchziehen, die Sie interessieren könnten und hoffentlich nicht langweilen. Dieser Erfahrungs- und Wissensteppich ist über viele Jahre gewachsen und besteht aus bunten Mustern vieler Farbtöne. Die einen mögen Ihnen schön erscheinen, andere hässlich und wieder andere sehr fremd. Das hängt ganz davon ab, wie Sie die Welt sehen, welche Probleme Sie quälen, wie Sie sich zu dem Zeitpunkt fühlen, da Ihnen dieses Buch in die Hände fällt.

Wenn Sie einen Rat suchen, bedenken Sie immer die Wortfamilie, die diesen Begriff enthält wie raten, erraten, verraten, missraten. Also wem vertrauen wir?

Ich schreibe keinen Ratgeber im landläufigen Sinn, sondern entwerfe eher eine Art Landkarte, nach der Sie sich orientieren können. Wir werden heute in einem Meer von Meinungen und Gesinnungen hin und her geworfen. Die Koordinaten ebenso wie der Bezugsrahmen, der es uns ermöglicht, Gesagtes, Geschriebenes oder Behauptetes einzuordnen, verschwimmen in diesem lauten Rauschen vor unseren Augen.

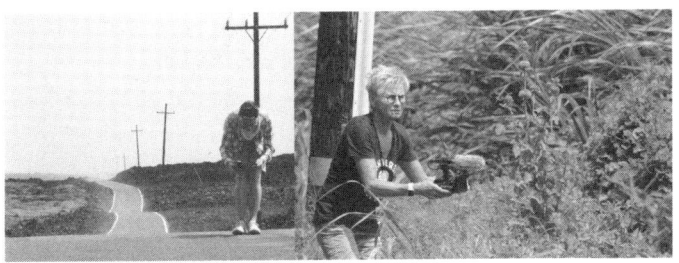

Der lange Weg eines Auf und Ab

Brechen wir also gemeinsam auf in das Gebiet der Entzündung, die unseren Organismus zusammenhält. Ich werde versuchen, in einem schwer zu durchdringenden Dschungel leicht begehbare Pfade zu bauen, die Sie auch selbst pflegen können, sodass das Dickicht nicht über Nacht wieder zuwächst und keine Orientierung mehr möglich ist.

Vorweg noch eine Anmerkung: Es ist in keinem Fall mein Medizinstudium, das mich dazu befähigt, dieses Buch zu schreiben, vielmehr ist es der lange Weg des Auf und Ab, der Wagnisse und Enttäuschungen, der Fehler und der Irrwege, die mir die Welt in ihrer Vielfalt eröffneten. Ich habe gelernt, das Leben als eine Komposition von Experimenten und Erfahrungen zu begreifen, immer wieder mit Gewohnheiten zu brechen, sich auf den Weg zu machen.

Bevor wir uns gemeinsam auf die Reise durch das Land der Entzündung machen, möchte ich ein Anliegen formulieren: Die zentrale Bedeutung der Entzündung für unser Wohlbefinden und das Begreifen unserer Krankheiten, wird Ihnen den Weg durch das Dickicht von Diagnosen und Diagnostik, von Expertenmeinungen sowie das begleitende laute Medienrauschen sehr erleichtern. Damit Sie sich in diesem Dschungel besser orientieren können, stelle ich Ihnen eine Liste zusammen, die Sie sich immer wieder vor allem in Situationen, die von Angst, Zweifeln und Unsicherheit geprägt sind, ins

Gedächtnis rufen sollten. Mir hat es sehr geholfen, meinen Organismus mit diesen anderen Augen zu sehen.

Hier die sechs Punkte, die Ihnen meine Art zu denken näher bringen sollen. Sie bilden den äußeren Rahmen aller Texte, die dieses Buch füllen:

Voraussetzung 1

Der Körper und das Gehirn bilden eine Einheit. Sie kommunizieren intensiv und ständig, um das Gleichgewicht des Organismus zu erhalten. Diese Kommunikation ist kein bewusster Vorgang.

Voraussetzung 2

Der Organismus ist ein sehr komplexes Gebilde. Es gibt nicht eine einzige Beziehung, die nur in eine Richtung führt, das bedeutet, dass unsere Vorstellung von einer Ursache und einer Wirkung (das alte Newton'sche Weltbild) für lebende Organismen nicht zutrifft. Eng vernetzt kommunizieren alle Akteure miteinander. Auch unsere Gene diktieren nicht, sie sind in die Kommunikationsprozesse ebenso eingebaut.

Voraussetzung 3

Wenn wir in den Mikrokosmos des Organismus vordringen, dann verschwimmen die Grenzen zwischen den Systemen. Moleküle, die wir glaubten eindeutig dem Nervensystem zuordnen zu können, gehören plötzlich auch zum Immunsystem und zu den Hormonen.

Voraussetzung 4

Die Moleküle des Organismus sind sehr plastisch, sie sind keine starren Gebilde. Diese Plastizität ist die Grundlage für ihre Fähigkeit zu vielfältigen Interaktionen. Hierin liegt der Grund für die nächste Voraussetzung.

Voraussetzung 5
Der Körper spricht nur eine Sprache. Das bedeutet, dass jeder mit jedem sprechen kann. Die Unterscheidungen in verschiedene Systeme hat die Naturwissenschaft vorgenommen, um eben dieser einen Ursache – die es allerdings nicht gibt – nachspüren zu können. Deshalb haben wir auf so viele Fragen keine oder nur unbefriedigende Antworten.

Voraussetzung 6
Alles Leben folgt den gleichen Regeln. Dennoch ist jeder von uns ein Individuum.

Körpergefühl und Selbstwahrnehmung

Strecken Sie sich öfters einmal nach den Sternen: Die Körperhaltung beeinflusst die Stimmung. Richten Sie sich gerade auf und stellen Sie sich vor, dass Ihr Kopf an einem Stern in einem fernen Firmament festgemacht ist. Lächeln Sie. Immer dann wenn Sie bemerken, dass Sie wieder in sich zusammensinken, denken Sie an Ihren Stern und richten Sie sich wieder auf. Sie werden spüren, wie sich Ihr Befinden bessert.

Was hat das mit Entzündung zu tun? Wohlbefinden und Entspannung beruhigen unser Stress-System, das die Entzündungsprozesse in unserem Organismus reguliert und kontrolliert. Somit bleibt die Entzündung still und erzeugt Wohlbefinden.

Bevor Sie sich mit meinen Ausführungen befassen, finden Sie auf den folgenden Seiten kleine Tests, die Sie auf Ihr Körpergefühl aufmerksam machen möchten. Sie geben Ihnen einen ersten Hinweis, ob sich die Entzündungen in Ihrem Körper still verhalten oder Maßnahmen der Kontrolle schon dringend zu erwägen sind.

Fühle ich mich wirklich wohl? Frage ich mich ehrlich, wie es mir geht? Mache ich mir nichts vor? Wir können uns nur verändern, wenn wir die Veränderung wahrnehmen und uns selbst begreifen. Hier eine kurze Anleitung:

Ich versuche einen ruhigen Platz zu finden, der es mir erlaubt, tief in mich und meinen Körper hinein zu hören. Mein Körper wird mir dann sagen, was ich tun muss, um mich gut und schnell zu erholen. Sich selbst zu spüren und die Signale, die der Körper sendet, richtig zu interpretieren, macht es möglich, die Zeichen einer sich entwickelnden kritischen Situation rechtzeitig zu erkennen und so entsprechend früh zu intervenieren, um einen Schneeballeffekt zu vermeiden. Gesundheit ist leider ein unrealistischer Idealzustand. Deshalb gehen wir gemeinsam auf die Suche nach dem Wohlbefinden. Auch in der Krankheit können wir einen Zustand erreichen, in dem wir uns wohl fühlen. Denn Wohlbefinden beschreibt einen Zustand des Gleichgewichts.

Für die einen ist der Weg zum Tod ein Krankheitsprozess, für die anderen ein Alterungsprozess. Ziel sollte für uns sein, an Altersschwäche zu sterben.

Da im Organismus alles mit allem zusammenhängt und wir letztlich eine Masche im Netz des Universums sind, können wir nur in seltenen Fällen eine einzige Ursache für unsere Krankheiten verantwortlich machen. Die Verwechslung von Ursache und Wirkung bringt uns allerdings auf den falschen Pfad. Ich habe hier einige Wegzeichen zusammengestellt, die Ihnen im Alltag eine Anregung geben und dieser Verwechslung vorbeugen können. Ein gutes Körpergefühl hilft bei der Einschätzung des eigenen Gesundheitszustandes. Sie ersparen sich dann so manchen Arztbesuch.

Zur Einstimmung: Nach heutigem Wissensstand sind es vor allem die Stressbelastungen, die die Entzündungsregulation in Ihrem Organismus beeinträchtigen. Lebensfreude beugt den negativen Folgen von Stress vor. Sammeln Sie auf den nächsten Seiten Ihre Stress- und Freudepunkte und werten Sie diese auf Seite 136 aus. Sie werden schnell erkennen, ob es an der Zeit ist, etwas zu tun. Auf geht's!

Selbstbeobachtung: Lebensfreude

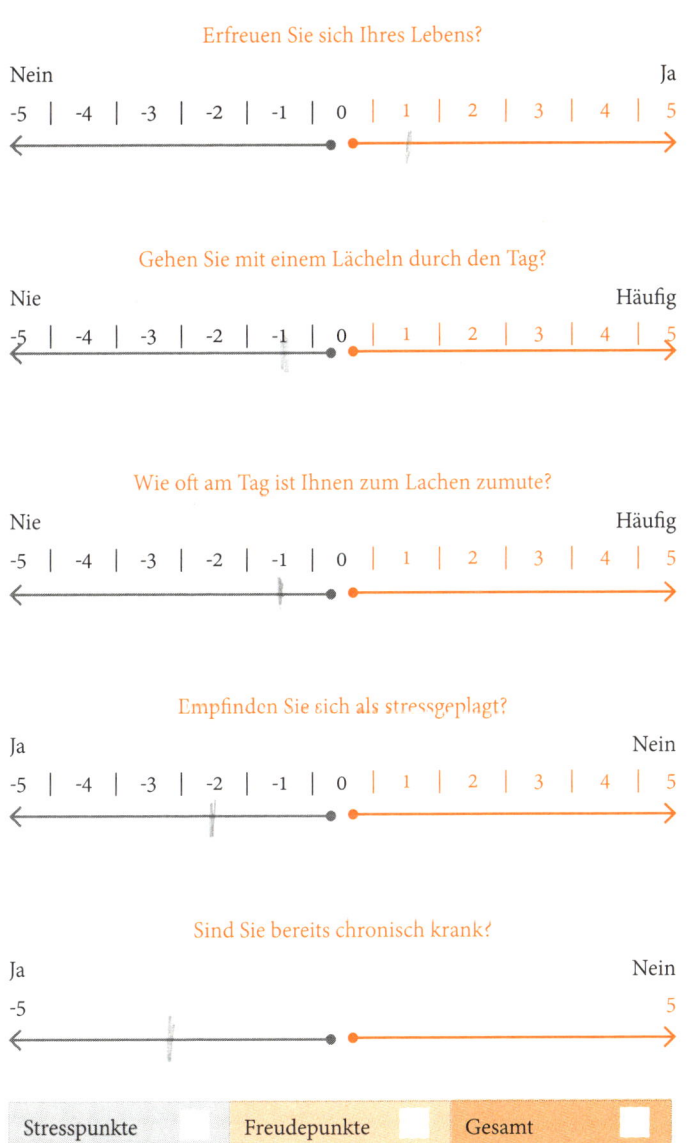

Erfreuen Sie sich Ihres Lebens?

Nein   Ja

-5 | -4 | -3 | -2 | -1 | 0 | 1 | 2 | 3 | 4 | 5

Gehen Sie mit einem Lächeln durch den Tag?

Nie   Häufig

-5 | -4 | -3 | -2 | -1 | 0 | 1 | 2 | 3 | 4 | 5

Wie oft am Tag ist Ihnen zum Lachen zumute?

Nie   Häufig

-5 | -4 | -3 | -2 | -1 | 0 | 1 | 2 | 3 | 4 | 5

Empfinden Sie sich als stressgeplagt?

Ja   Nein

-5 | -4 | -3 | -2 | -1 | 0 | 1 | 2 | 3 | 4 | 5

Sind Sie bereits chronisch krank?

Ja   Nein

-5   5

Stresspunkte		Freudepunkte		Gesamt	

Biestmilch

Die Begleiterin auf dem Weg zum Wohlfühlen

Bei Wohlbefinden und bei Krankheit: Die Entzündung ist immer in uns. Die wundersame Bedeutung der Entzündung für unser Wohlbefinden und in gleicher Weise für unsere chronischen Krankheiten zu begreifen, kann uns, so glaube ich, den Weg durch das Dickicht von Krankheiten, Diagnosen und Diagnostik, von Expertenmeinungen sowie durch das sie begleitende Medienrauschen erleichtern.

Schon über Jahrtausende beobachten und beschreiben die Menschen in allen Kulturen das Phänomen der Entzündung. Sie haben ihre Tragweite wohl immer schon geahnt. Auch wenn sie noch nicht über die Mittel der Naturwissenschaften verfügten, besaßen sie das scharfe Auge des Beobachters, das uns in der modernen Medizin leider beinahe gänzlich verloren gegangen ist.

Der Baum der Entzündung

Stellen Sie sich unseren Organismus als einen Baum vor. In den Wurzeln finden die Stoffwechselvorgänge statt, die die Energie erzeugen und bereitstellen. Diese Energie muss verteilt werden. Dies geschieht über den Stamm. Nehmen wir einfach an, dass der Stamm unserem Stress-System entspricht, dieses selbst ein eng ineinander geflochtenes Band aus Immunsystem, Nervensystem und Hormonen, das die Energie aufnimmt und verteilt. Äste und Zweige – die Entzündung – entstehen aus dem Stamm, aus dem Stress-System. In Abhängigkeit vom individuellen Baum, der Baumart, den Umweltbedingungen, den Jahreszeiten oder dem Alter des Baumes wechseln die Äste und Zweige ihre Farbe, ihre Rindenstruktur sind von Moos- oder Bakterienrasen überzogen – allesamt Zeichen für das Befinden des Baums. Ebenso lebt die Entzündung in uns. Ob sie uns Wohlbefinden oder Krankheit beschert, hängt wie beim Baum von unseren individuellen Merkmalen und dem Einfluss der Umwelt ab. Um einen guten Ausgleich zu schaffen, versuchen Sie es mit Biestmilch. Das ist eine Substanz, die vorbeugende und heilende Wirkungen vereint. Sie ist mit ihrer stimmungsaufhellenden Wirkung bestens dazu geeignet, Sie auf dem Weg zu begleiten, um Ihren Lebensstil zu ändern.

Biestmilch dient der Vorbeugung und Behandlung von chronischen Entzündungszuständen. Wir sind gerade auf dem Weg, dieses kraftvolle Lebensmittel wieder zu entdecken. Deshalb hat sie es auch verdient, dieses Buch wie ein sanftes Netz zu durchziehen. Biestmilch hat mir geholfen, mich vom zwänglerischen, eindimensionalen Denken und Handeln der Medizin zu befreien. Mit Biestmilch bin ich schon Ende der 1980er Jahre in Berührung gekommen. Damals war ich auf einer Schnuppertour durch die Industrie unterwegs, ein kurzes Abenteuer, entsprach diese Welt doch nicht ganz so meinem Temperament. Ich

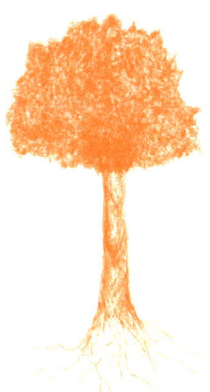

Der Baum der Entzündung: Die Entzündung läuft reguliert und kontrolliert ab. Der Baum gedeiht und ist wohlauf.

betreute Studien, die herausfinden sollten, ob ein Konzentrat aus Immunglobulinen der Biestmilch AIDS-Patienten helfen könnte. Natürlich verfehlte diese Studie ihr Ziel, denn dort, wo kaum noch Immunaktivität zu finden ist, kann auch nichts mehr aktiviert werden.

Nahrung hält den Organismus im Gleichgewicht, nicht aber Arzneimittel.

Die Firma hat dieses Produkt nicht mehr verfolgt. Und ich habe offen gestanden damals noch wenig von Immunologie und noch weniger von Biestmilch verstanden. Heute nach all den vielen Jahren, die ich mich intensiv mit Biestmilch befasst habe und immer noch befasse, ist Biestmilch für mich eine der wenigen Substanzen, die in der Lage ist, das entzündliche Milieu, in dem unsere Zellen schwimmen, positiv zu beeinflussen.

Unabhängig von Alter, Gewicht und Körpergröße moduliert Biestmilch die Entzündungen in unserem Körper, sie aktiviert ebenso wie sie beruhigt. Sie beeinflusst damit unser Stress-System auf äußerst positive Weise.

Biestmilch moduliert entzündliche Prozesse

Die Geschichte, die ich Ihnen erzählen möchte, will aufzeigen, auf welcher Umlaufbahn im Universum der Biologie sich Biestmilch bewegt. Biestmilch als Substanz zu analysieren und in ihre Einzelteile zu zerlegen, ist das eine. Es ist aber, als würde man die Rechnung ohne den Wirt gemacht haben. Sich Biestmilch anzunähern bedeutet, sich mit dem eigenen Körper zu beschäftigen, mit dem Wie und Was, das uns im innersten zusammenhält – eine Entdeckungsreise.

Für unsere Vorfahren war Biestmilch Nahrungsmittel und Heilmittel. Frische Biestmilch enthält alles, was ein Neugeborenes benötigt: Ausreichend Fett, eine bakterielle Mikroflora, Immunglobuline, Hormone, Vitamine, Mineralien, Spurenelemente, Mucopolysaccharide und eine Vielzahl an

Zellkommunikationsmolekülen. Sie wird in den ersten fünf bis sechs Tagen nach der Geburt langsam in Milch umgebaut und verliert dann ihren einzigartigen Charakter. Sie können Biestmilch in ihre Einzelteile zerlegen, aber dadurch werden Sie deren großartige Wirkung nicht besser verstehen lernen. Ganz nach Aristoteles trifft für die Biestmilch zu, dass »das Ganze mehr ist als die Summe seiner Teile«.

Biestmilch ist ein Naturheilmittel, das in den letzten 20 Jahren mein Leben bis heute bestimmt hat.

Noch bis ins erste Drittel des zwanzigsten Jahrhunderts war Biestmilch in der Küche zu Hause und als Heilmittel anerkannt. Noch heute findet man Rezepte von Mehlspeisen, die mit Biestmilch zubereitet werden. Menschen, die sie einmal probiert haben, kommen ins Schwärmen. Es gäbe nichts Besseres, als zum Beispiel den Striezel mit Biestmilch zu backen. Damals konnte man noch ohne Probleme frische Biestmilch bekommen. Heute muss sie als Lebensmittel deklariert und deshalb entsprechend verarbeitet werden. Dazu komme ich aber gleich noch. Für unsere Vorfahren war sie ein wertvolles Nahrungs- und Heilmittel. Sie wurde geachtet und war dem Nachwuchs, den Kranken, den Alten und kränkelnden Kindern vorbehalten. Das Wissen um ihre Kraft ist uns heute verloren gegangen. Nur noch vereinzelt finden sich Menschen, die ganz selbstverständlich das Wissen über ihre Besonderheit in sich tragen. In unseren Breiten wird sie vom Bauern vielfach entsorgt, sobald das Kalb seinen Anteil bekommen hat. Im Gegensatz dazu ist Biestmilch im arabischen Raum, in der chinesischen und in der Ayurveda-Tradition fest verankert.

Sensoren für Nährstoffe

Eine Entdeckung, die sich als bahnbrechend für die weitere Erforschung von Lebensmitteln herausstellen und eine Trendwende in der Ernährungswissenschaft einleiten könnte, ist die

Beobachtung, dass alle menschlichen Körperzellen Sensoren für die Moleküle unserer Nahrung tragen. Auf diese Weise initiieren Lebensmittel im Organismus vielgestaltige Kommunikationsprozesse und Wirkungen. An diesem Punkt der Interaktion zwischen Nährstoffen und Organismus ist die Qualität und Quantität der Lebensmittel, die wir zu uns nehmen, ein kritischer Faktor für unser Wohlbefinden.

Diese These ist jener sehr ähnlich, die dem Immunsystem ein eben solches sensorisches System zuordnet. Es erlaubt dem Organismus, Mikroorganismen wahrzunehmen und mit ihnen zu kommunizieren. Wenn eine ausreichende Anzahl von Molekülen aus der Nahrung mit den entsprechenden Sensoren bzw. Rezeptoren auf den Zellen interagiert, dann werden Signalwege in der Zelle aktiviert. Als Folge davon ändern die Zellen ihren Aktivitätszustand und ihre Funktion. So können beispielsweise Stoffwechselprozesse an- oder abgeschaltet werden, die Immunität gefördert oder beeinträchtigt und auch die Aktivität des Nervensystems beeinflusst werden.

Bei Biestmilch handelt es sich um ein Netz biologisch aktiver Moleküle.

Meine vorläufige Schlussfolgerung aus diesen ersten Forschungsergebnissen ist, dass wir unsere Lebensmittel einerseits als Einheit betrachten müssen, andererseits aber als eine Komposition biologisch aktiver Moleküle, die mit unseren Körperzellen interagieren. Nahrung ist somit weit mehr als nur ein Kalorienspender, denn er moduliert die Regulationsprozesse unseres Organismus. Die Forschung hat nun den ersten Schritt zu einem Umdenken vollzogen. Dennoch wird uns die Komplexität, die Textur, Form und Funktion unserer Nahrungsmittel noch viele Jahre mit unbeantworteten Fragen und widersprüchlichen wissenschaftlichen Modellen konfrontieren.

Die Moderne und damit die zunehmende Dominanz der Naturwissenschaften haben die Biestmilch ins Abseits gedrängt.

Ihre Vielfalt und ihr breites Wirkungsspektrum entziehen sich den meisten Forschungsansätzen. Deshalb werden ihr die publizierten Studien selten gerecht. Denn alles, was aus der Linearität ausbricht, kann die westliche Naturwissenschaft nur schwer zähmen.

Wir tun uns aus diesem Grund auch schwer, die Wir-

Um die Wirkung von Nahrungsmitteln besser verstehen zu können, brauchen wir mehr Kenntnisse über die Physiologie.

kungen von Nahrungsmitteln in all ihrer Komplexität zu begreifen: zu verstehen, wie sie uns nähren und Wohlbefinden erzeugen und zu erkennen, was letztlich ihre Qualität ausmacht. Das hat auch damit zu tun, dass unser Wissen über die Physiologie, den nicht erkrankten Organismus, immer noch sehr begrenzt ist. Wir haben uns viele Jahrzehnte nur mit der Pathologie, also dem kranken Körpern, befasst. Erst jüngst haben Wissenschaftler begonnen, Lebensmittel aus einem anderen Blickwinkel zu betrachten und sie als eine Vielzahl bioaktiver Moleküle zu sehen, die mit unserem Organismus auf komplexe Weise interagieren.

In meinem Buch geht es immer und immer wieder um Regulation. Auch Biestmilch verstehen Sie nur, wenn Sie den Organismus als ein Regulationssystem begreifen, das in jedem Augenblick unseres Lebens daran arbeitet, das Gleichgewicht (Homöostase) des Organismus zu erhalten. Im Gleichgewicht zu sein bedeutet, sich wohl zu fühlen. Biestmilch erhöht die Sensibilität für den eigenen Körper und hilft uns, ihn besser zu begreifen.

Möchten wir die Wirkung von Biestmilch zu fassen bekommen, müssen wir sie als eine Substanz akzeptieren, die durch ihren Reichtum an unterschiedlichen bioaktiven Molekülen mit den entsprechenden Sensoren bzw. Rezeptoren auf der Oberfläche der verschiedensten Zellen kommunizieren kann. Dabei ist der positive Effekt von Biestmilch auf das Immunsystem nur ein Aspekt. Biestmilch stabilisiert die

23

Schleimhautoberflächen, die uns wiederum die Kommunikation mit unserer Umwelt ermöglichen, filtern und fördern, je nach Bedarf in Abhängigkeit vom Milieu. Biestmilch unterstützt die Regeneration aller sich schnell vermehrenden Gewebe. Sie gehört ebenso zum Immunsystem, wie sie zum Nervensystem und zum Netzwerk der Hormone gehört.

Unsere Lebensmittel verleihen uns Kraft und Energie und statten uns mit der Immunität aus, die uns befähigt, mit der Unzahl von Mikroorganismen, die uns umgeben, zu koexistieren und zu kollaborieren. Biestmilch dagegen ist letztlich

Eine englische Studie untermauert die Wirkungen der Biestmilch

Die englische Arbeitsgruppe um Raymond J. Playford, Professor für Medizin an der University of Plymouth, hat sich mit Biestmilch eingehend befasst und erstaunliche Ergebnisse im Hinblick auf die Darmpermeabilität erzielt. Die positive Wirkung von Biestmilch auf die Durchlässigkeit des Darms wird durch Moleküle wie Immunglobuline, antimikrobielle Peptide (Laktoferrin, Laktoperoxidase), Wachstumsfaktoren und Zytokine erzeugt. Diese Faktoren sind für die rasche Regeneration der sehr empfindlichen Zellen des Darms unverzichtbar. Die Zellen wurden Stressfaktoren wie z.B. erhöhter Temperatur ausgesetzt. Dies erfolgte mit und ohne den Zusatz von Biestmilch. Für die Zellfunktion unterschiedliche kritische Parameter wurden untersucht.

Ergebnisse

Alle Ergebnisse belegen, dass Biestmilch die Stressresistenz der Epithelzellen erhöht. Die Zellen zeigten sich temperaturresistenter. Der Zelltod tritt signifikant später ein. Zusammenfassend zeigen die Untersuchungen, dass Biestmilch in einem physiologisch relevanten Belastungsmodell zur Aufrechterhaltung der Integrität der Darmschleimhaut beiträgt.

eine Substanz, die in der Lage ist, entzündliche Prozesse zu modulieren, zu regulieren und zu kontrollieren, indem sie alle Systeme des Organismus stützt, die Entzündungen auslösen. Die Regulationssysteme, mit denen Biestmilch interagiert, sind das Nerven- und Immunsystem sowie das Netz der Hormone.

Auf Zellebene moduliert Biestmilch das entzündliche Mikromilieu der Zellen. In Abhängigkeit vom Aktivitätszustand der Entzündungen aktiviert oder beruhigt Biestmilch dieses Milieu und unterstützt damit die Entstehung eines neuen Gleichgewichtszustandes. Alle Wirkungen, die ich nun anführen werde, basieren auf dem Prinzip der Entzündungsmodulation.

Wenn wir Biestmilch als Nahrung betrachten, dann tut sie, was andere gute Nahrungs- bzw. Lebensmittel auch tun: vorbeugen und uns in Wohlbefinden am Leben erhalten. Alle Nahrungsmittel – so auch Biestmilch – passieren die Schleimhäute von Mund, Magen und Darm. Hierbei interagieren sie mit dem gigantischen Immunnetzwerk des Magen-Darm-Trakts, der als eine Art aktives Filtersystem fungiert. Alle Nahrungsmittel werden

»Behandeln« mit Biestmilch ist gleich Immunität und Stresszustände modulieren.

so aufgearbeitet, dass sie durch aktive Transportmechanismen in die Gesamtkommunikation des Organismus eingeschleust werden können. Wenn dieses System reibungslos funktioniert, dann fühlen wir uns wohl.

Verfolgt man mit einer Vorbeugungsstrategie ein bestimmtes Ziel, sprechen wir von Prophylaxe. Hier ist der Wirkungsnachweis scheinbar leichter zu führen, wenngleich auch die Kausalität der Ereignisse in Frage gestellt werden darf. Ist man zum Beispiel der jährlichen Grippeepidemie entkommen, dann schreibt man das dem Mittel der Prophylaxe zu. Der Beweis ist also gelungen. Wenn man bereit ist, dieser Logik zu folgen, dann zeigt die mit Biestmilch durchgeführte

Studie (siehe Kasten) unzweifelhaft ihre Wirksamkeit bei der Prophylaxe grippaler Infekte. Biestmilch ist als orale Immunisierung der Grippeimpfung signifikant überlegen und hat keinerlei Nebenwirkungen. Sie entfaltet ihre Wirkung nicht nur bei einer Vielzahl von Grippeviren, sie ist ebenso wirksam, wenn es darum geht, anderen Virusinfekten vorzubeugen. Denn virale Infekte werden vor allem durch eine intakte Immunität kontrolliert und vermieden.

Vorbeugende Wirkungen sind bei weitem schwieriger zu beurteilen. Da alle Zukunft ungewiss ist, werden wir nie wissen, was gewesen wäre, wenn wir in unserem Leben andere Wege eingeschlagen hätten. Wir haben heute einige Erfahrungswerte aus Feldstudien anderer Kulturen und Gesellschaften, die zeigen, auf welche Weise der Lebensstil unser Leben beeinflusst. Wir können unsere eigenen Statistiken betrachten, die ca. 50 Jahre zurückreichen und deutlich belegen, wie sich chronische Erkrankungen ausbreiten. Dazu gehören kardiovaskuläre Erkrankungen, Fettleibigkeit, Bluthochdruck, Zuckerkrankheit, Tumoren, Allergien, multiple Sklerose, chronisch-entzündliche Darmerkrankungen etc. – eine Liste von Krankheiten, die nicht notwendigerweise tödlich verlaufen müssen, aber enormen Einfluss auf unsere Lebensqualität haben.

Stress beeinträchtigt die Immunität – eine gestörte Immunität erzeugt Stress.

Unser Lebensstil, so belegen Studien, scheint sehr viel mehr Einfluss auf den Verlauf unseres Lebens zu nehmen als wir bisher annahmen. Wir erben also nicht nur, wie wir leben und sterben. Wie wir essen, lässt die Wahrscheinlichkeit ansteigen, dass wir besser und länger leben und weniger elend versterben. Biestmilch besitzt das großartige Potenzial, die Lebensqualität und den Prozess des Alterns positiv zu beeinflussen, indem sie einer Entgleisung des entzündlichen Zellmilieus und damit der Entstehung chronischer Entzündungszustände vorzubeugen hilft.

Biestmilch ist ein hervorragendes Therapeutikum für alle chronischen Erkrankungen. Seit über 100 Jahren sind wir daran gewöhnt, das Immunsystem als bloße Maschinerie für Verteidigung und Abwehr zu betrachten. Dieses Bild vom Immunsystem kann die vielen Immunregulationsstörungen, mit denen wir uns heute konfrontiert sehen, nicht erklären. Im Gegenteil: Diese Sicht verstellt unseren Blick für neue Therapieansätze. Unsere Immunität beeinflusst die unterschiedlichsten physischen und psychischen Phänomene wie Schmerz, Appetit, Schlaf, Müdigkeit, Erschöpfung, Motivation, Fieber, Entzündungen, Stoffwechsel, Allergien, atopisches Ekzem, Asthma, Multiple Sklerose, chronisch-entzündliche Darmerkrankungen und vieles mehr. Dieser Mix an Symptomen, Gefühlen und Diagnosen kann im Zusammenhang mit dem Immunsystem nur verstanden werden, wenn wir Letzteres als Regulationssystem betrachten und Immunität als einen

Auch ich gehörte zu den Zweiflern

Heute kann ich mir nicht mehr vorstellen, meine Biestmilch nicht mehr täglich zu mir zu nehmen. Das war nicht immer so. Am Beginn meiner Entdeckungsreise war ich ernsthaft der Ansicht, dass ich einen solchen Turbo nicht notwendig hätte, jung und robust wie ich damals war. Erst als ich gelegentlich eines Dauerlaufs eine überraschende Leistungssteigerung erlebte, begann ich meine Sicht auf die Biestmilch zu überdenken. Die Steigungen fielen mir plötzlich so leicht. Ich wunderte mich, da mir die Zusammenhänge noch ein Rätsel waren. Biestmilch machte mich im Lauf der Jahre sehr widerstandsfähig. Ich kann mich nicht erinnern, wann ich zuletzt einen grippalen Infekt hatte, die Parodontose ist seit langem verschwunden und die Herpesinfekte treten nur mehr unter extremem Stress auf. Wenn sich die Bläschen ankündigen, bleiben sie schmerzfrei und unter der Hautoberfläche. Nach einer Phase leichten Kitzelns verschwinden die Herpesviren wieder.

physiologischen Zustand, den es hervorbringt. Dann wird es uns leichter fallen, die chronischen Erkrankungen unserer Zeit zu begreifen und den Grund verstehen, warum Biestmilch einen festen Platz als Heilmittel verdienen würde.

Neben dem Phänomen der Immunregulationsstörungen tragen heute akute und chronische Stresszustände maßgeblich dazu bei, dass unsere Lebensqualität leidet. Alle Erkrankungen, die unsere Gesellschaft dominieren, haben meist auch eine von der Stressexposition abhängige Komponente. Denn mit Stress-Situationen umzugehen, ist für alle beteiligten Systeme des Organismus sehr erschöpfend. Wenn es soweit kommt, dass die Stressbelastung krank macht, dann ist auch immer eine chronische Entzündung mit im Spiel. Die Menschen, die sich in der privilegierten Lage befinden, dem Umfeld der chronischen Stressexposition zu entfliehen, sind selten. Deshalb ist in der Regel die einzige Option, die uns bleibt, auf unseren Lebensstil Einfluss zu nehmen. Biestmilch hat die Kraft, sich langfristig auf unsere Lebensqualität positiv auszuwirken. An diesem Punkt trifft Behandeln auf Vorbeugen. Biestmilch moduliert chronisch-entzündliche Zustände und beeinflusst langfristig den Verlauf chronischer Erkrankungen. Sie ist eine der ganz wenigen Substanzen, die ganzheitlich heilend ansetzt, an der Immunität ebenso wie am Stress-System, ein Heilmittel und ein Nahrungsmittel, von dem bisher keine Nebenwirkungen dokumentiert sind.

> **Biestmilch erhöht nachweislich die Stressresistenz des Darms.**

Biestmilch wird von der Kuh gewonnen

Alle Säugetiere, auch der Mensch, produzieren Biestmilch. Sie ist die allererste Nahrung für das Neugeborene. Die Milchkuh hat einen Überschuss an Biestmilch. Kälbchen erhalten über die Biestmilch ihre erste Immunität. Aber nicht nur das

Immunsystem, der gesamte Organismus kommt in Schwung. Weidetiere sind Fluchttiere und müssen unmittelbar nach der Geburt mit der Herde mitziehen. Für sie ist Biestmilch überlebenswichtig. Jede Kuh produziert zum Zeitpunkt der Geburt des Kalbes etwa zwölf Liter Biestmilch. Ungefähr zwei Liter werden dem Kalb innerhalb der ersten halben Stunde nach der Geburt gefüttert. Etwa drei Stunden später erhält das Kalb weitere zwei Liter. Die restlichen acht Liter können zu Pulver weiterverarbeitet werden.

»Nähren« mit Biestmilch bedeutet, Krankheiten vorzubeugen.

Biestmilch macht den Darm stressresistenter

Die Zellen der Darmoberfläche sitzen dicht gedrängt beieinander, um optimal kommunizieren zu können. Zahllose Faktoren beeinflussen das Verbindungsnetz zwischen den Zellen, das sehr störanfällig ist.

Der löchrige Darm oder das Leaky-Gut-Syndrom

Magen-Darm-Probleme gehören heutzutage zu den häufigsten Beeinträchtigungen unseres Wohlbefindens. Dabei ist die erhöhte Durchlässigkeit der Darmschleimhaut (Darmpermeabilität) ein sehr kritischer Faktor. Diese wird durch das, was wir essen, aber auch durch Alkohol, durch Bewegung, durch Medikamente und natürlich auch durch schwere Verletzungen, ganz allgemein gesagt durch Stress beeinflusst. Ausgeprägte mechanische Kräfte, Durchblutungsstörungen, pH-Verschiebungen oder Temperaturveränderungen an der Grenzfläche zwischen dem Körperinneren und der Außenwelt lösen entzündliche Reaktionen aus. Durch die Entzündung nimmt die Durchlässigkeit der Darmschleimhaut zu. Bei erhöhter Darmdurchlässigkeit können Bakterien in den Körper geraten und das Immungleichgewicht belasten. Der beständige Druck, den diese Störung auf den Organismus und seine Regulationssysteme ausübt, fördert bereits schwelende chronisch-entzündliche Prozesse.

Das »Leaky-Gut-Syndrom« fasst Phänomene zusammen, die auf eine erhöhte Darmdurchlässigkeit zurückzuführen sind. Die Physiologie dahinter ist komplex: Eine Reduzierung des Blutflusses während der körperlichen Belastung, pH-

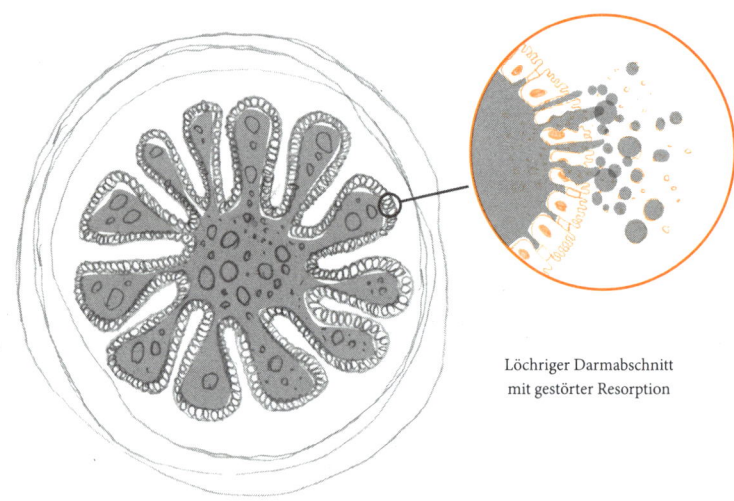

Löchriger Darmabschnitt
mit gestörter Resorption

Durchlässigkeit der Darmschleimhaut

Verschiebungen, eine erhöhte Kerntemperatur, Scherkräfte durch Bewegung, vermehrte Freisetzung freier Sauerstoffradikale, Aktivierung von Immunzellen und Freisetzung von Immunfaktoren, ein überaktives autonomes Nervensystem und vieles mehr. Die pharmakologischen Optionen, um die Symptome geschweige denn die Ursachen zu behandeln, sind vor allem im Sport sehr limitiert, deshalb gibt es zunehmend größeres Interesse an natürlichen Substanzen.

Akute Entzündungen

oder: Heiße Erkrankungen

Lassen Sie mich gleich auf den Entzündungsprozess eingehen. Zunächst entwerfe ich eine Skizze der Entzündung, auf die ich nur kurz eingehen werde: die akute Entzündung.

Akute Entzündungen sind heiße Erkrankungen. Ich möchte Sie an eine akute Entzündung denken lassen wie beispielsweise an eine Verbrennung oder an einen Sonnenbrand, aber auch Erfrierungen oder eine kleine Verletzung wie eine Schnittwunde. Auch akute Infekte gehören dazu.

Die akute Entzündung gleicht einer lodernden Flamme, die die betroffenen Bereiche des Körpers besonders warm werden lässt. Die von den Mitochondrien im Rahmen der Stoffwechselprozesse erzeugte Energie wird durch das Stress-System dem Entzündungs- und Heilungsprozess zugeführt. Dieser genießt bei der Energieversorgung absolute Priorität und läuft streng koordiniert und zeitlich begrenzt ab. Wenn die Heilung abgeschlossen ist, klingt auch die Hitze ab. Es ist wie bei einem Feuer, dem wir keine Nahrung mehr geben, wenn wir kein Holz mehr nachlegen. Irgendwann erlischt das Feuer von selbst. So ist das auch mit der akuten Entzündung.

Der Heilungsprozess genießt bei der Energieversorgung absoluten Vorrang.

Diese Flamme artet nicht zu einem Flächenbrand aus und erzeugt auch keine zu große für den ganzen Körper schädliche Hitze. Sie geht auch nicht in ein kaltes ineffizientes Feuer über, das nach Jahren zu einer chronischen Erkrankung führt. Das Gleichgewicht des Organismus bleibt erhalten, das Wohlbefinden ist wieder hergestellt.

Bereits im ersten nachchristlichen Jahrhundert wurde diese Art der Entzündung von Aulus Cornelius Celsus (25 v. Chr.–50 n. Chr.) mit fünf Hauptmerkmalen beschrieben: *rubor* (Rötung), *calor* (Überwärmung), *tumor* (Schwellung), *dolor* (Schmerz) und *functio laesa* (Funktionsverlust).

Jede Zuordnung in der Biologie hat allerdings ihre Schwächen, so auch jene der Entzündung. Es gibt alle Übergänge zwischen den Extremformen akut und chronisch. Infektionen sind beispielsweise akute Entzündungen, die jedoch häufig ein

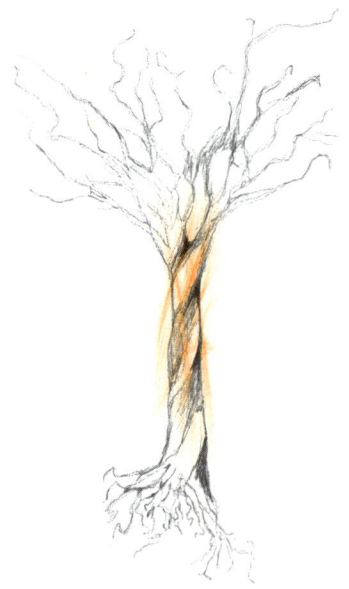

Die Entzündung schwelt und schlägt sich im Lauf der Zeit auf Organe und Organsysteme nieder. Das Stress-System ist mit der Kontrolle und Regulation überfordert.

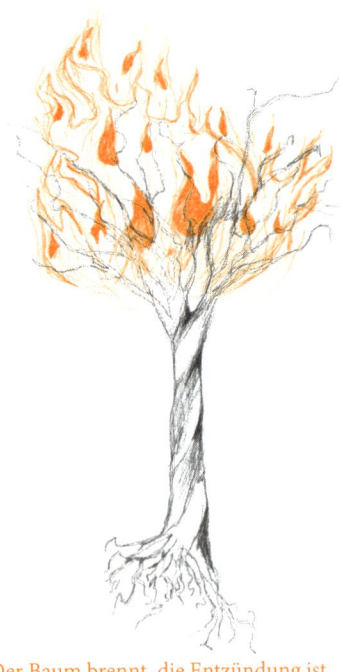

Der Baum brennt, die Entzündung ist akut und selbst-limitierend.

Krankheitsgefühl hervorrufen. Die Körpertemperatur ist erhöht. Wir haben Fieber, leiden an Kopfschmerzen, Müdigkeit, Appetitlosigkeit, Gliederschmerzen, Kreuzschmerzen und Schlaflosigkeit. Dazu kommen dann noch die spezifischen Symptome des Erregers. Alle Phänomene, die ich hier aufzähle, werden von Botenmolekülen des Immunsystem *(Interleukine)* erzeugt. Insgesamt fühlen wir uns geschwächt, unsere Leistung ist herabgesetzt, da das Immunsystem die Energieströme dem Heilungsprozess zuteilt.

Ein winziger Maßnahmenkatalog

Bei Infekten ist aufgrund der Energieumverteilung Ruhe sehr wichtig, auch wenn der Schlaf oft schwer fällt. Ein erhitzter Körper verbraucht viel Flüssigkeit, also sollten Sie viel trinken und Magen und Darm nicht mit unnötiger Verdauungsarbeit belasten. Beobachten Sie die Symptome der Krankheit. Diese sollten sich im Lauf einer Woche bessern. Fühlen Sie sich zunehmend schlechter, breitet sich die Entzündung aus. Das Immunsystem ist überfordert.

Der beschriebene akute Entzündungsprozess ist für jedes Lebewesen die Voraussetzung für das Überleben. Seit wir über Antibiotika verfügen, lassen wir diesen Entzündungen kaum noch Raum zur Entfaltung. Erst wenn Antibiotika nicht mehr wirken, erleben wir, wie gefährlich auch eine akute Entzündung werden kann. Sie kann auf den gesamten Organismus übergreifen und ist dann oft lebensbedrohlich. Sie kann sich aber auch zu einem chronischen Prozess wandeln.

Akute Entzündungen bleiben auf einen Ort begrenzt. Der Endpunkt ist die Heilung. Mit der Heilung ist das Problem gelöst, der Prozess abgeschlossen. Wir fühlen uns wieder wohl.

Chronische Entzündungen

Besser vorbeugen als vorsorgen

Die akuten Entzündungen beherrschen wir mit den Methoden der »modernen« Medizin recht gut. Leider stehen wir den chronischen Entzündungen sehr hilflos gegenüber. Weder die Behandlung noch die Vorbeugung sind integraler Bestandteil unserer Medizin. Vorsorgeuntersuchungen erfüllen meiner Ansicht nach nicht den Zweck der Vorbeugung. Studien, die nicht gerne zitiert werden, belegen meine Annahme. Wenn Vorsorge fündig wird, ist die chronische Entzündung bereits am Übergang zu einer chronischen Erkrankung. In den folgenden Kapiteln spreche ich über die chronischen Erkrankungen als das tragische Symptom einer chronischen Entzündung.

> Die Entzündung hält uns im Innersten zusammen und ist wie ruhig brennendes Feuer.

Es ist die Entzündung, die uns im Innersten zusammenhält. Das Feuer der Entzündung ist ständig in uns. Feuer kann aber verschieden beschaffen sein: Es sollte ruhig brennen, dann fühlen wir uns wohl. Lodert es aber, tragen wir eine heiße, eine akute Erkrankung in uns. Schwelt das Feuer über Jahrzehnte in uns, dann erkranken wir mit Sicherheit irgendwann an einer chronischen Erkrankung.

Wenn ich die Entzündung so beschreibe, hat das natürlich wenig mit der Sprache der Wissenschaft zu tun, doch treffen diese Worte den Kern. Chronische Krankheiten und Wohlbefinden werden so zu Zuständen auf ein und derselben Skala der Intensität. Behandeln und Vorbeugen nähern sich an oder werden identisch.

Erkrankungen nach ihrer Temperatur statt anhand von Diagnosen einzuteilen, hat Sinn, wenn wir die Entzündung als den Ausgangspunkt für Wohlbefinden und Krankheit betrachten. Eine innerhalb von Grenzwerten konstante Körpertemperatur ist überlebenswichtig. Wird der Organismus zu heiß oder zu kalt, können die biochemischen Reaktionen zur Energiegewinnung nicht mehr ablaufen. Ohne diese Energie folgt irgendwann der absolute Stillstand, und alle Prozesse, die den Organismus im Gleichgewicht halten, kommen zum Stillstand. Die Entzündung, diese Kraft, die uns im Innersten zusammenhält, wird destruktiv bis zur Selbstauflösung.

Die traditionelle Chinesische Medizin (TCM) unterteilt Krankheiten nach ihrer Temperatur. Diagnosen sind für sie nicht von Bedeutung. Die entsprechenden Kräutermischungen werden danach zusammengestellt, wie kalt oder heiß eine Erkrankung ist.

Die Entzündung in uns: wohltuend wärmend, glühend heiß oder fröstelnd kalt.

Viele unter Ihnen werden schon mit dieser Medizin in Kontakt gekommen sein und ihre Kraft erfahren haben. Bei uns im westlichen Kulturkreis wird die Entzündung minutiös zerlegt. So sind eben die Naturwissenschaften und so entwickelte sich im letzten Jahrhundert auch die Medizin. Sie entfernte sich von einer Erfahrungs- und Beobachtungsmedizin zu einer Apparate- und technikorientierten Medizin.

Je mehr Maschinen uns zur Verfügung standen, den Prozess der Entzündung jenseits von dem zu entdecken, was das Auge in der Lage ist zu sehen, desto mehr waren Wissenschaftler gezwungen, die Entzündung als Ganzes in kleinere Teile zu zerlegen.

Auf diese Weise entstanden die Begriffe »Immunsystem« und »autonomes Nervensystem«, aber auch die Bezeichnungen für die Hormone wie Cortisol und Adrenalin. Später, als man erkannte, dass diese Systeme dicht miteinander verwoben sind und intensiv kommunizieren, um den Zustand der Entzündung hervorzubringen, wurden die drei Systeme wieder zu einem Ganzen zusammengeführt: dem »Stress-System«. Heute sind sie auch als die »Supersysteme der Regulation« bekannt.

Stress und Entzündung – der Zusammenhang

Stress beschreibt einen Zustand des Übergangs zwischen Physiologie und Pathophysiologie. Walter B. Cannon, ein US-amerikanischer Physiologe, führte den Begriff »Stress« 1914 in die Biologie ein. Letzterer war eine Leihgabe aus dem Gebiet der Physik und beschreibt die Kraft, die durch Zug auf einen physikalischen Körper ausgeübt wird – so erfolgt das Biegen eines Stücks Metall bis zum Bruch durch die Kraft oder den »Stress«, der auf das Objekt wirkt.

Der französische Physiologe Claude Bernard und der US-amerikanische Physiologe Walter B. Cannon könnten als die Erfinder des Stress' und des Konzepts der Homöostase, des inneren Gleichgewichts des Organismus, betrachtet werden.

Merkblatt zur akuten Entzündung

Akute Entzündungen enden mit der Heilung. Die Entzündung bringt die Heilung hervor, sie sind ein unzertrennliches Paar. Der Heilungsprozess selbst ist dabei ein zeitlich fein abgestimmter Kommunikationsprozess zwischen zahlreichen Zellen und Molekülen. Die Hauptakteure sind das Immunsystem, das vegetative Nervensystem, die Hormone, das Gefäßsystem und das Bindegewebe.

Akute Erkrankungen sind akute Entzündungen, die in erster Linie durch Viren hervorgerufen werden. Wenn Sie aus bestem Wohlbefinden akut erkranken, dann dauert der Heilungsprozess ca. fünf bis zehn Tage. Bedenken Sie jedoch Folgendes:

- Antibiotika sind bei Viren unwirksam.
- Antibiotika heilen nicht, sie vernichten Bakterien.
- Antibiotika brauchen die intakte Immunität, um zu wirken.

Es geht dabei um ein Modell, das alle Regulationsprozesse des Körpers zu fassen versucht. In seinem Buch »Die Weisheit des Körpers«, vertritt Walter B. Cannon schon 1932 ein ganzheitliches Konzept, in dem die innere Balance des Körpers durch selbstregulatorische Prozesse der Anpassung erreicht wird. Eine andere Schlüsselfigur in der Geschichte der Popularisierung von Stress war Hans Selye in den 1930er Jahren. Er verband das Phänomen Stress mit dem generellen Anpassungssyndrom des Organismus. In diesem Fall wird Stress zu einem rein biologischen Prozess reduziert, der zur Aufrechterhaltung der Homöostase dient.

Die Sprache der Naturwissenschaft hört sich ganz anders an.

Je vernetzter unser Leben in den letzten Jahrhunderten und Jahrzehnten wurde, umso mehr begannen wir unser Leben als stresshaft zu empfinden. Dieser Prozess, der die Räume immer mehr zusammenschrumpfen ließ, veränderte auch unsere Wahrnehmung für die Zeit sehr maßgeblich. Der Rhythmus unserer inneren Uhren ist bis zum heutigen Tag um vieles langsamer als die Zeitmessgeräte in unserer Umwelt uns glauben machen. Diese Diskrepanz führt zu Konflikten, die bei den verschiedenen Individuen ein unterschiedliches Maß an Stress hervorrufen.

Heutzutage sind die Stress-Situationen, die wir erleben, in der Regel nicht mehr lebensbedrohlich. Die »Fight-or-Flight«-Reaktion, von der unser Überleben in früheren Zeiten abhing, muss heute nur mehr in seltenen Fällen abgerufen werden. Dennoch ist dieses Verhalten tief in uns verankert. Allerdings sind die Stressoren, also Reize, die eine Stressreaktion auslösen, und die Stressantwort des Stress-Systems häufig unverhältnismäßig. Vielleicht kann ich den Zustand, der entsteht, so erklären: Wir haben heute nur in seltenen Fällen die Möglichkeit, den entstandenen Stress, das heißt die vielen Substanzen der Stressantwort, abzubauen. Der Baum der Entzündung glüht weiter.

Nur durch Aktivität, nicht aber durch Inaktivität können wir diesen Spannungszustand loswerden. Wir müssen uns bewegen. Viele von uns haben deshalb den Ausdauersport für sich entdeckt, um diesen Stress abzubauen.

Wenn Stress zu einem chronischen Zustand wird, macht er uns krank, eine chronische Entzündung entsteht. Der Stress, den wir gewöhnlich in unserem Alltag erleben, ist ein relatives Phänomen. Denn was für den einen Stress bedeutet, wird von einem anderen nicht notwendigerweise auch als solcher empfunden. Auch wie wir mit starken, zeitlich begrenzten Stress-Situationen umgehen, variiert von Individuum zu Individuum. Im Gegensatz dazu verbindet uns alle Stress, wenn er aufgrund einer konkreten Lebensgefahr basiert.

Das Stress-System ist in jedem Moment unseres Lebens aktiv.

Unser Leben hängt also von einem präzise arbeitenden Stress-System ab. Wenn wir auf die Evolution des Menschen zurückblicken und den Fokus auf damals richten, als wir noch Großwildjäger waren, stellte die Nahrungssuche zu jeder Zeit eine Lebensbedrohung dar. Tief eingeprägt in unseren Körper sind die zahllosen Prozesse, die stattfinden, wenn unser Körper unter solchen Stress gerät. Diese Reaktionsmuster blieben über die Jahrtausende unverändert. Zumindest aber sind die Veränderungen, sollten sie denn wirklich stattgefunden haben, für uns Beobachter bis heute nicht wahrzunehmen. Bis heute sind wir es allerdings immer noch gewohnt, bei Erkrankungen das Immunsystem im Vordergrund zu sehen und nicht das Zusammenspiel aller drei Systeme.

Stress und Zeit in der Biologie

Stress und Zeit beschreiben Aktivitätszustände des Organismus. Das Stress-System ist in jedem Moment unseres Lebens aktiv. Funktioniert es reibungslos, fühlen wir uns wohl, ist es überfordert, entwickeln sich daraus je nach Dauer alle krankmachenden Zustände, die wir kennen. Die Zeit spielt in der Biologie eine sehr wichtige Rolle und findet meiner Ansicht nach zu wenig Beachtung. Eine einmalige Messung wird allzu oft als unumstößliche Tatsache gesehen, anstatt als eine Momentaufnahme mit geringer Aussagekraft.

Deshalb lassen Sie sich durch einen Laborbefund, der ein Ergebnis außerhalb der Norm belegt, nicht gleich irritieren. Nicht nur ein Messfehler kann der Grund sein. Wir sind wie alle Lebewesen: In uns tickt eine Uhr. Alle Körperfunktionen, die Organe, die Zellen, die Hormone und andere Botenstoffe folgen einem Rhythmus, der eng an das Licht geknüpft ist und

Akuter Stress verbindet uns Menschen, chronischer Stress trennt uns.

somit ungefähr 24 Stunden umfasst. Daraus ergeben sich Schwankungen der Messungen über den Tag. Darüber hinaus beeinflussen die Lebensumstände und unsere Aktivitäten die Messwerte. Deshalb sollte der Verlauf eines Wertes beobachtet und das Muster beurteilt werden. Blutdruck- und die Blutzuckermessungen sind hierfür gute Beispiele. Als Patient sollte man immer auf mehrmalige Messungen drängen und erst nach mehrmaliger Kontrolle mit der Einnahme von Medikamenten wie Antidiabetika oder Blutdrucksenkern beginnen. Auch von verordneten Statinen, die den Ruf haben, den Cholesterinspiegel am besten zu senken, sollten Sie sich tunlichst fernhalten. Sie könnten gefährliche Nebenwirkungen haben.

Für mich ist die Zeit ein integraler Bestandteil von Leben, im Tode hat sich die Zeit aufgelöst. In der Medizin und in der Biologie tut man sich schwer mit der Zeit, vielleicht deshalb, weil sie in uns und durch Messungen schwer zu fassen ist. In der Physik ist es etwas leichter, mit der Zeit umzugehen, weil sie nach draußen in den Raum ausgelagert wird und man deren Messung an einer Uhr festmachen kann.

Jeder Entzündung liegt ein Stresszustand im biologischen Sinn zugrunde, der die Antwort des Stress-Systems auf Reize aus der Umwelt, aber auch aus dem Inneren unseres Organismus ist. Wir sind übrigens für Veränderungen in unserem Inneren ca. 100.000-mal empfindlicher als für Veränderungen in unserer äußeren Umwelt. Das Ergebnis der Stressverarbeitung sollte jenes Gleichgewicht sein, das mit Wohlempfinden gleichzusetzen ist. Die Stressantwort des Organismus ist kein bewusster Prozess. In der Regel tritt das Bewusstsein erst dann in Funktion, wenn das traumatische Ereignis (die Stressexposition) vorüber ist. Wäre dies nicht der Fall, käme jede angemessene lebensrettende Reaktion längst zu spät.

Das Stress-System besteht aus komplex geschalteten Regelkreisen, die Myriaden von Reizen, Signalen, Wahrnehmungen beinahe in Echtzeit interpretieren, analysieren und Korrekturen auslösen. Dieses Netzwerk, das im Gehirn verortet ist, vergleicht ständig die aktuellen Werte aus der Peripherie mit den vorgegebenen Standardwerten und initiiert die entsprechenden Anpassungen und Korrekturen in der Peripherie des Körpers.

Gegenüber Signalen aus dem Körperinneren sind wir um vieles empfindlicher als gegenüber jenen aus unserer Umwelt.

Die Peripherie sendet die korrigierten Ergebnisse umgehend zurück, der Prozess beginnt von Neuem. Dies erfolgt mit einer Frequenz, die nahe an ein Kontinuum heranreicht. Wenn die akute Stressantwort angestoßen wurde, erfolgt nach einer kurzen aktiven Phase aller involvierten Systeme, die Kontrollphase, die durch dieselben Systeme durchgeführt wird. Alle Aktivierungsereignisse laufen innerhalb einer Minute ab, ab dann wird nur noch gebremst. Auf diese Weise werden Werte wie Blutdruck, pH-Wert, Körpertemperatur oder Blutzuckerspiegel moduliert und innerhalb von definierten Grenzen konstant gehalten.

Wenn man danach geht, was ich gerade niedergeschrieben habe, sieht es so aus, als wären Stresszustand und Entzündungen nur zwei Seiten derselben Medaille. Das ist auch der Fall,

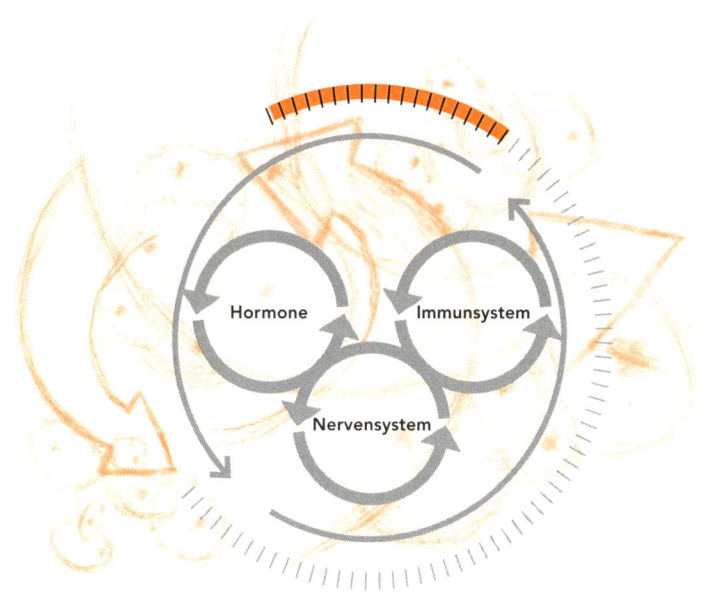

Die Antwort auf Stresseinflüsse: Innerhalb von einer Sekunde kann das Stress-System aktiviert werden. Dann beginnen umgehend die Prozesse der Eindämmung und Kontrolle. Es kann Stunden bis Tage dauern, ehe der Organismus sein Gleichgewicht wieder findet.

solang sich der Organismus im Gleichgewicht befindet. Wenn das nicht mehr so ist, verliert das Stress-System seine innere Harmonie. Die Entzündung wird stärker, ist nicht mehr unterschwellig und wird messbar. Das Immunsystem an sich ist dereguliert und in der Folge sind dann andere Organsysteme wie Gefäße, Bindegewebe, Muskeln, der Stoffwechsel oder einzelne Organe betroffen. Als Diagnose folgen irgendwann die vielen chronischen Erkrankungen, denen wir so hilflos gegenüber stehen – der Zeitpunkt ist unvorhersehbar.

Lange Zeit bleibt die chronische Entzündung unseren Messmethoden verborgen. Deshalb muss ich Ihnen die Antwort auf die Frage, wie Sie die Entzündung bei sich entdecken können, ohne auf Ihr Körpergefühl zu achten, schuldig bleiben. Erst wenn eine chronische Entzündung zu einer chro-

Ablauf der Stressantwort im menschlichen Organismus

1. Reizmuster, welches das Stress-System aktiviert.

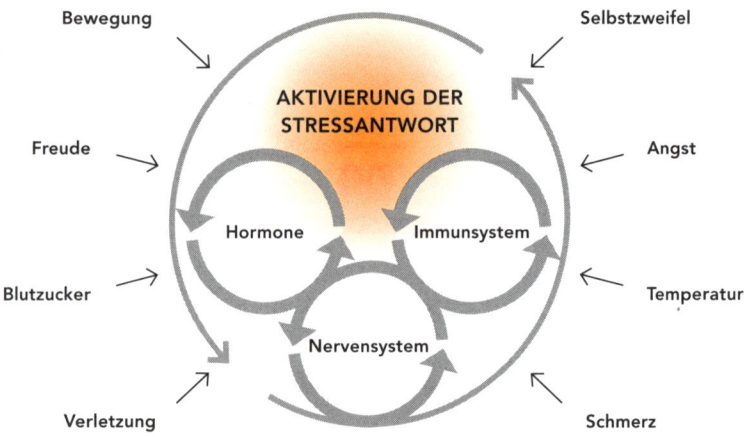

2. Innerhalb der ersten Minute folgen nun jene Prozesse, die die Stressreaktion kontrollieren.

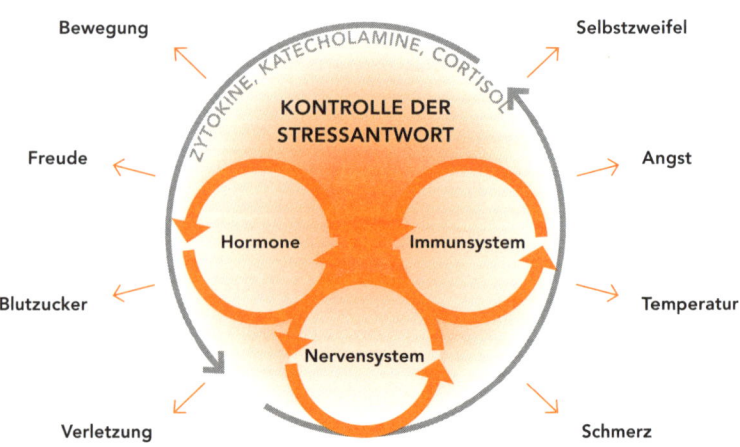

3. Das Gleichgewicht ist wieder hergestellt.
Dies kann mehrere Tage dauern.

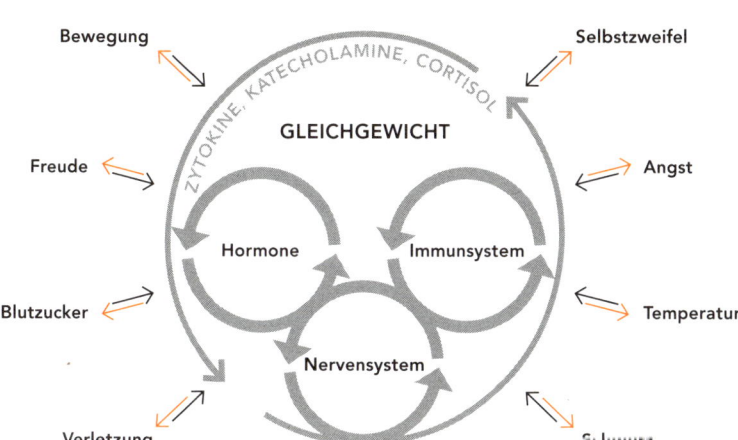

Stressfaktoren: Die Stressantwort gehorcht strengen Regeln. Für den Organismus ist die Ursache für das Aulösen der Stressantwort nicht von Bedeutung. Der Ablauf bleibt immer gleich. Die Antwort unterscheidet sich nur durch ihre Intensität.

nischen Erkrankung zu werden droht, dann spiegelt sich das auch in den Laborwerten wider. Die Werte im Einzelnen vorzustellen und zu erläutern, sprengt leider den Rahmen dieses Buches, da ich jede Erkrankung gesondert betrachten müsste. Natürlich sind die unspezifischen Entzündungsparameter wie CRP, Blutsenkungsgeschwindigkeit, Interleukin-6 und Interleukin-1 oder die Immunglobuline meist erhöht, das Blutbild verändert oder der Cortisolspiegel erhöht. Starker dauerhafter Stress führt zu einer Erhöhung des Cortisols mit nachhaltigen Wirkungen auf den Stoffwechsel. Allerdings ist die Messung der Herzrhythmusvariabilität ein guter Indikator für das Ausmaß der Entzündung im Körper (siehe Seite 124).

Die Stressantwort aus dem biologischen Blickwinkel

Die Stressantwort ist ein streng koordinierter, fein abgestimmter biologischer Prozess. Jeder Einfluss auf den Organismus, der dessen Gleichgewicht bedroht, ist ein Stressfaktor, der eine Stressantwort initiiert, ungeachtet dessen ob die Stressfaktoren physischer oder psychischer Natur sind. In der Regel läuft die Stressantwort jenseits des Bewusstseins ab. Vor allem Extremsituationen erfordern eine optimal koordinierte biologische Stressantwort. Diese Antwort wird vom Immunsystem, dem zentralen Nervensystem mit seinen sensomotorischen Anteilen, dem autonomen Nervensystem (sympathisches und parasympathisches Nervensystem) und Hormonen wie den Glukokortikoiden und Katecholaminen aktiviert, kontrolliert und wieder gebremst. Alle Systeme interagieren und beeinflussen sich gegenseitig. Als Ganzes bezeichnet man sie als Stress-System.

> Krankheiten sind Symptome, Diagnosen sagen nichts über ihre Ursache aus.

Dieses erstaunliche Geflecht aus auf vielen Ebenen verschalteten Regelkreisen wird von außen durch Wahrnehmungen und deren Interpretation, durch Moleküle und Mikroben, die über die Schleimhäute von Darm und Lunge ständig Druck auf das Immunsystem ausüben, und durch Reize aus dem Körperinneren wie Blutdruck oder Blutzuckerspiegel moduliert.

Das Gehirn reguliert, kontrolliert und koordiniert die Basisaktivitäten unseres Körpers sowie den Ablauf der Stressantwort. Spezielle Zentren im zentralen Nervensystem (ZNS) erfüllen diese Aufgaben, es sind gewissermaßen Messzentren, die ständig Soll- und Ist-Wert-Vergleiche vornehmen. Wiederum sind es positive und negative Rückkoppelungsschleifen sowie eine Vielzahl von Regelkreisen zwischen diesen Zentren, die für einen präzisen Ablauf und die Korrektur der Prozesse in der Peripherie des Körpers sorgen. Die Aktivitäten des Immunsystems werden durch das autonome Nervensystem kontrolliert und gebremst. Diese Vorgänge erfolgen in Echtzeit. Ebenso wie das ZNS tragen auch die Cortisol-Regelschleifen zu einer Dämpfung überschießender Immunreaktionen bei. Das Cortisol-System ist deshalb in Phasen von Stress immer hoch aktiv. Wegen seiner immunsuppressiven und entzündungshemmenden Wirkung wird Cortison als Therapeutikum eingesetzt. Viele von Ihnen werden schon Erfahrungen mit Cortison gemacht haben. Somit sind nach einer kurzen Aktivphase alle Systeme darum bemüht, die Stressantwort unter Kontrolle zu halten, sonst breiten sich die

Lassen Sie sich durch keinen einzigen Messwert irritieren.

Entzündungen, die beispielsweise entlang der Magen- und Darmschleimhaut, der Bronchien und der Lunge sowie bei Muskelarbeit ständig entstehen, im Körper aus. Je nach genetischer Disposition werden deshalb unter Stress Krankheiten Tür und Tor geöffnet.

Entzündungen ohne messbare Nachweise

Burnout und chronisches Müdigkeitssyndrom sind leider weit verbreitete Symptome solcher Entzündungen. Doch viele Gesundheitsprobleme sind die Folge eines überlasteten Stress-Systems. Denn unter chronischem Stresseinfluss kommt unser Organismus nicht mehr zur Ruhe. So kann, ohne dass Ärzte bei der Untersuchung fündig werden, ein sehr breites Spektrum an Krankheitssymptomen auftreten. Messwerte bleiben oft ohne Ergebnis und weisen nicht den Weg zur Ursache.

Diese Symptome beruhen zunächst auf Regulationsstörungen und sind diagnostisch kaum je fassbar, jedoch sind für Sie die Beeinträchtigungen des Wohlbefindens und die eingeschränkte Leistungsfähigkeit spürbar.

Wer funktionelle Störungen und Erschöpfungszustände bagatellisiert und sich ohne entsprechende Erholungsphasen weiter belastet, der kann leicht von einem Burnout- oder einem chronischen Müdigkeitssyndrom eingeholt werden.

Die Systeme der Stressverarbeitung ermüden durch die permanenten Belastungen. Die Immunität wird geschwächt. Allergien brechen aus, Infektionen, Wundheilungsstörungen entstehen. Im schlimmsten Fall kann sogar ein atopisches Ekzem ausgelöst werden oder sich verschlimmern.

Auf der anderen Seite reagiert das autonome Nervensystem mit Fehlleistungen wie z.B. Blutdruckregulationsstörungen, Herzklopfen oder Reizdarm. Auch die charakteristischen Symptome eines allgemeinen Krankheitsgefühls können auftreten: Temperaturregulationsstörungen, Appetitlosigkeit, Schlafstörungen, Müdigkeit, Erschöpfung, Mangel an Motivation, Kopfweh, Glieder- und auch Kreuzschmerzen.

Die Gründe für die Erkrankung, die sich letztlich aus einem erschöpften Stress-System entwickelt, in der Krankengeschichte der Betroffenen aufzuspüren, ist in der Regel

Einseitige Belastungen sind auch nicht gut

Ich kann ein langes Lied davon singen, was es heißt zu übertreiben, zu meinen, schneller ans Ziel kommen zu können als andere oder als mein Organismus es zulassen wollte. Ich hatte zwei Jahrzehnte keine regelmäßige Bewegung mehr gemacht. Nun ist es 25 Jahre her, dass ich damit begann, regelmäßig zu laufen und die Basis für eine gute Ausdauerkondition zu legen. Seit zwei Jahren mache ich zusätzlich »High Intensity Intervall Krafttraining« (HIIT). Laufen war zu einseitig und brachte mir von Ischiasproblemen, Muskelrissen bis hin zum Fersensporn eine ganze Reihe von Verletzungen ein. Wenn ich mich zu stark belaste, an einem Wochenende zu viele Kilometer laufe, dann weiß ich heute, dass ich am nächsten Tag schlecht gelaunt, mürrisch, auch lustlos bin, und die Arbeit nicht von der Hand geht. Ich habe keinen Appetit und fühle mich einfach schlecht. All das ist eine Folge der Entzündungsprozesse in meinem Körper.

schwierig. Da das System so komplex vernetzt ist, bleibt es bis heute mehr dem Zufall als gezielten Untersuchungen überlassen, ob wir Störungen in den Regelkreisen entdecken. Die Behandlungsoptionen sind deshalb in ganzheitlichen Therapieansätzen zu suchen, wie sie Biestmilch, Kräutermischungen der TCM oder Akupunktur etc. anbieten. Ob diese allerdings dort ansetzen, wo die Regulationsstörung ihren Anfang nimmt, müssen Sie selbst ausprobieren. Jedenfalls sollten Sie die Warnzeichen Ihres Körpers Ernst nehmen.

Der dramatischste Faktor ist die Stressbelastung, die aus der Entzündung einen krankmachenden Prozess macht.

Selbsttests

Auf den Seiten 48 und 49 finden Sie Tabellen, in die Sie Empfindungen und Beobachtungen eintragen können. Die Ergebnisse können Einiges über Ihre Stressbelastung aussagen. Sie werden erkennen, ob Ihre Selbsteinschätzung und Ihr Körpergefühl Sie nicht getäuscht haben. Eine hohe Stresspunktezahl heißt leider nichts anderes, als dass Sie Öl ins Feuer der Entzündung gießen.

Wie schon kurz erwähnt ist die Stressbelastung der dramatischste Faktor, der aus der Entzündung, die Wohlbefinden hervorbringt, einen krankmachenden Prozess entstehen lässt. Stressfaktoren zu entkommen, ist für viele von uns nur sehr begrenzt möglich. Deshalb bleibt uns nichts anderes übrig, als uns einen Lebensstil anzueignen, der uns hilft, trotz Stress das Gleichgewicht nicht zu verlieren, also die Entzündungen in unserem Körper unter Kontrolle zu halten. Denn gelingt es uns, den Stress nicht zu groß werden zu lassen, dann bleiben auch die Entzündungen ohne Krankheitssymptome.

Selbstbeobachtung: Wohlbefinden

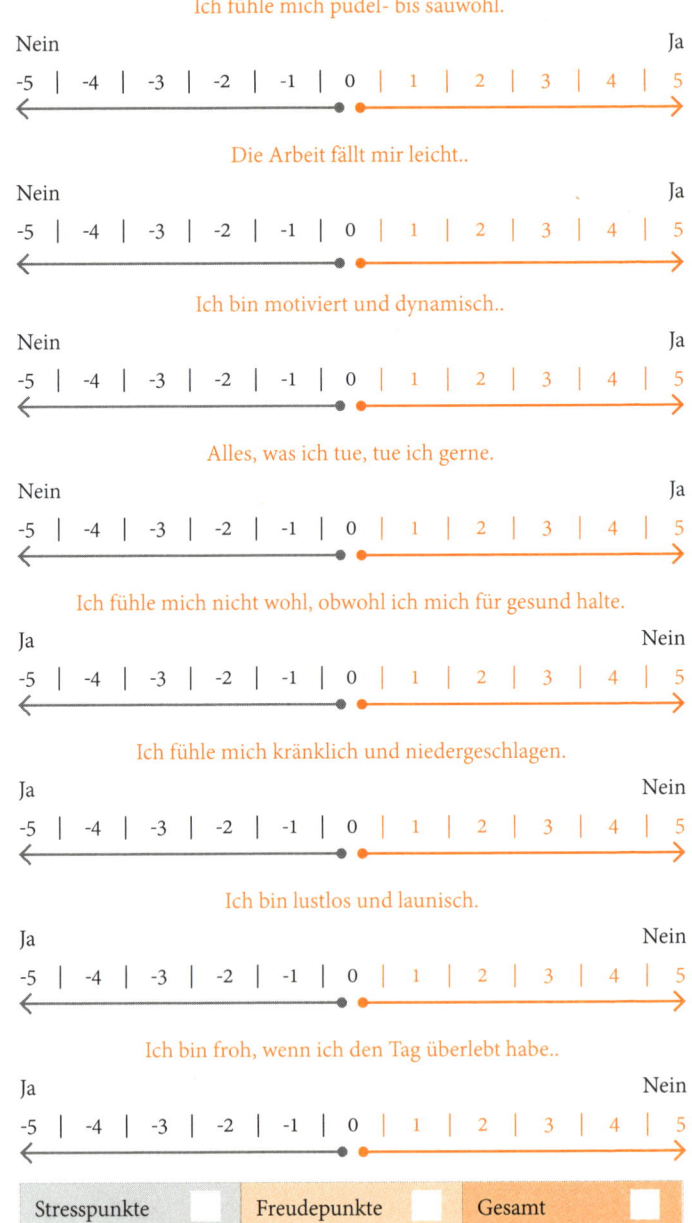

Ich fühle mich pudel- bis sauwohl.

Nein   Ja

-5 | -4 | -3 | -2 | -1 | 0 | 1 | 2 | 3 | 4 | 5

Die Arbeit fällt mir leicht..

Nein   Ja

-5 | -4 | -3 | -2 | -1 | 0 | 1 | 2 | 3 | 4 | 5

Ich bin motiviert und dynamisch..

Nein   Ja

-5 | -4 | -3 | -2 | -1 | 0 | 1 | 2 | 3 | 4 | 5

Alles, was ich tue, tue ich gerne.

Nein   Ja

-5 | -4 | -3 | -2 | -1 | 0 | 1 | 2 | 3 | 4 | 5

Ich fühle mich nicht wohl, obwohl ich mich für gesund halte.

Ja   Nein

-5 | -4 | -3 | -2 | -1 | 0 | 1 | 2 | 3 | 4 | 5

Ich fühle mich kränklich und niedergeschlagen.

Ja   Nein

-5 | -4 | -3 | -2 | -1 | 0 | 1 | 2 | 3 | 4 | 5

Ich bin lustlos und launisch.

Ja   Nein

-5 | -4 | -3 | -2 | -1 | 0 | 1 | 2 | 3 | 4 | 5

Ich bin froh, wenn ich den Tag überlebt habe..

Ja   Nein

-5 | -4 | -3 | -2 | -1 | 0 | 1 | 2 | 3 | 4 | 5

Stresspunkte		Freudepunkte		Gesamt	

Selbstbeobachtung: Stressbelastung

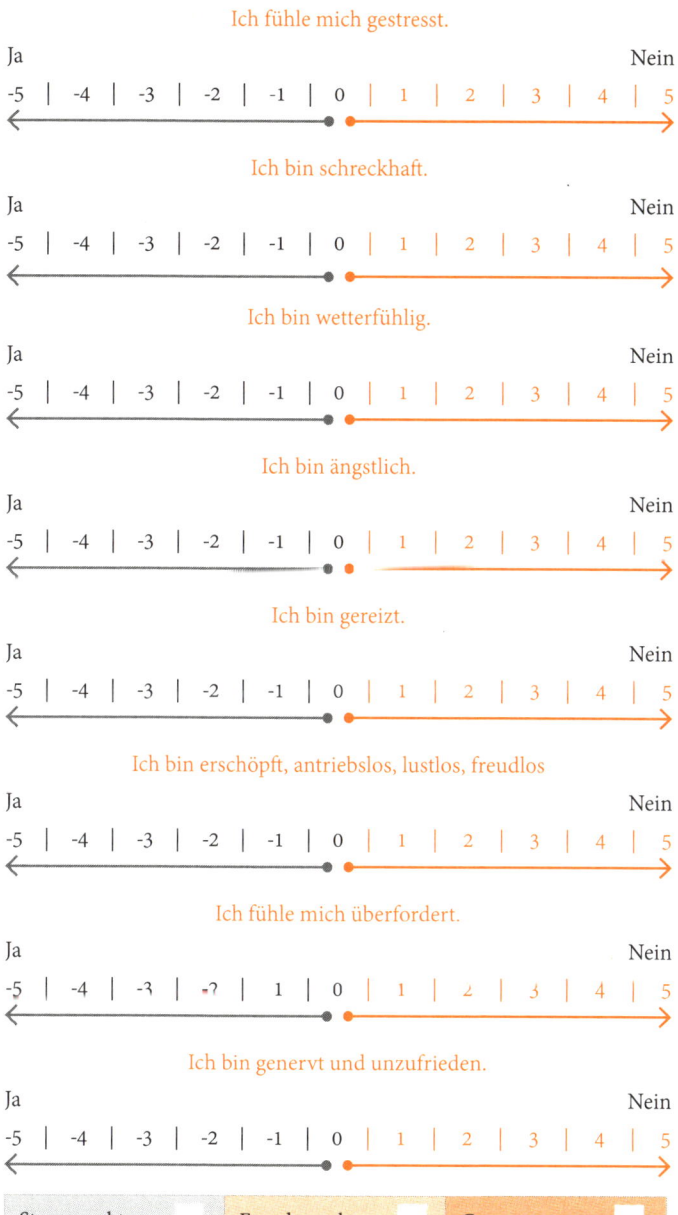

Ich fühle mich gestresst.

Ja   Nein

-5 | -4 | -3 | -2 | -1 | 0 | 1 | 2 | 3 | 4 | 5

Ich bin schreckhaft.

Ja   Nein

-5 | -4 | -3 | -2 | -1 | 0 | 1 | 2 | 3 | 4 | 5

Ich bin wetterfühlig.

Ja   Nein

-5 | -4 | -3 | -2 | -1 | 0 | 1 | 2 | 3 | 4 | 5

Ich bin ängstlich.

Ja   Nein

-5 | -4 | -3 | -2 | -1 | 0 | 1 | 2 | 3 | 4 | 5

Ich bin gereizt.

Ja   Nein

-5 | -4 | -3 | -2 | -1 | 0 | 1 | 2 | 3 | 4 | 5

Ich bin erschöpft, antriebslos, lustlos, freudlos

Ja   Nein

-5 | -4 | -3 | -2 | -1 | 0 | 1 | 2 | 3 | 4 | 5

Ich fühle mich überfordert.

Ja   Nein

-5 | -4 | -3 | -2 | 1 | 0 | 1 | 2 | 3 | 4 | 5

Ich bin genervt und unzufrieden.

Ja   Nein

-5 | -4 | -3 | -2 | -1 | 0 | 1 | 2 | 3 | 4 | 5

Stresspunkte		Freudepunkte		Gesamt	

Die Allergie

Eine der häufigsten chronischen Entzündungen

»Eine Allergie ist eine Fehlsteuerung des Immunsystems. Die Folge für Betroffene: chronische Entzündungen an den Kontaktflächen des Körpers zur Umwelt. Allergien werden verstärkt durch die Lebensumstände in modernen Industrieländern. Gesteigerte Hygiene, Umweltbelastungen, der Klimawandel und die damit einhergehende Veränderung der Pflanzenwelt sowie die Globalisierung des Lebensmittelmarkts sind nur einige der Aspekte, die nach heutigem Wissensstand mit der Ausbreitung von Allergien zusammenhängen.« So lautet die Definition der Gemeinnützigen Europäischen Stiftung für Allergieforschung (ECARF) 2017.

Allergene sind nur der Auslöser der Allergie.

Die Allergie gehört zu den häufigsten Erkrankungen der westlichen Hemisphäre. Sie ist so alltäglich, dass wir sie schon nicht mehr als Erkrankung wahrnehmen, sondern als einen Zustand, mit dem wir uns arrangieren müssen. In Deutschland leiden laut ECARF ca. 25 Millionen Menschen an einer Allergie, laut Statistik Austria ca. 2.2 Millionen Österreicher. Ich unterscheide bewusst nicht zwischen den verschiedenen Allergien, denn sie sind alle in Abhängigkeit von der genetischen Disposition Erkrankungen des Immunsystems, denen eine chronische Entzündung mit Schüben von überschießenden Immunreaktionen zugrunde liegt.

Die Entstehungsgeschichte der Allergie ist komplex und wird bis heute kontrovers diskutiert. Jede Allergie unterscheidet sich in Nuancen. Neben den frühesten Interaktionen des Säuglings mit seiner Umwelt spielen seine Beziehung zur Mutter im Mutterleib und seine eigene genetische Ausstattung eine wichtige Rolle. Es bedarf also weit mehr als eines Allergens, um an einer Allergie zu erkranken. Letztlich ist es das Zusammenspiel aller Komponenten, die die Immunität so beeinträchtigen, dass das Immungleichgewicht um vieles sensibler ist als bei Nichtallergikern.

Man schätzt, dass ungefähr 50 Prozent einer Allergie genetischen Kleinstveränderungen zuzuschreiben sind, die man als den genetischen Hintergrund für die Allergie bezeichnet. Trifft bei einem Menschen mit so einem genetischen Hintergrund ein bestimmtes Molekül aus dem Essen oder den Pollen auf das Immunsystem, dann bricht plötzlich die bisher stumme Allergie aus. Es ist nicht logisch, die gewaltige Zunahme der Allergien in den letzten Jahrzehnten auf Veränderungen in unserer Genetik zurückzuführen. Denn solche Veränderungen geschehen über Jahrhunderte und Jahrtausende und nicht über Nacht, also suchen die Wissenschaftler die Ursachen in den Umweltfaktoren.

Die Allergie könnte man als einen Defekt in der Kommunikation des Immunsystems mit der Umwelt betrachten. Könnte es nicht sein, dass sich unsere Umwelt rascher verändert hat als wir und dass wir deshalb irgendwie aus dem Rhythmus geraten sind? Dass wir ein Paar sind, das aus dem Takt geriet und die Allergie ist nur ein Symptom dafür? Umweltreize werden vom Immunsystem fehlinterpretiert und mit einer akuten Entzündungsreaktion beantwortet. Diese Entzündung pfropft sich auf einen chronisch entzündlich veränderten Zustand unseres Organismus auf.

Warum bestimmte Allergien bei einem Individuum auftreten und beim anderen nicht

Da wir also nicht alle Allergiker sind, ist es eigenartig, dass man in der Regel den Pollen, Toxinen, dem Feinstaub etc. die Schuld zuschiebt. Zweifel an dieser Sicht der Dinge gibt es schon länger. Daraus haben sich unterschiedliche wissenschaftliche Hypothesen entwickelt.

Rinnt die Nase, dann spricht das zwar stark für eine Pollenallergie, jedoch führt uns die rinnende Nase keineswegs direkt zum Allergen wie beispielsweise den auslösenden Pollen. Kennen wir den spezifischen Pollen, können wir versuchen, uns von diesem fernzuhalten.

Das Symptom führt nicht geradewegs zur Ursache.

Das kann dazu führen, dass die Symptome nachlassen. Doch die generelle Allergieneigung des Organismus ist natürlich nicht verschwunden. Den Beweis dafür liefern die vielen auf lange Sicht erfolglosen Desensibilisierungen.

Wenn das Allergen endlich nach viel Aufwand und Tortur für den Patienten identifiziert wurde, kann eine Hyposensibilisierung gegen dieses Allergen zunächst erfolgreich sein. Nicht selten jedoch treten im Lauf der Zeit Allergien gegen andere Substanzen auf, da die allergische Grundstimmung des Körpers nach wie vor gegeben ist. Dieses Problem gilt für alle Allergien, ob gegenüber Nahrungsmitteln, Pollen oder sonstigen Stoffen. Besonders schwierig ist es, die unspezifischen Symptome der Allergie als chronische Entzündung wie beispielsweise Hautjucken oder Müdigkeit abzuklären, da ihnen nicht in jedem Fall eine Allergie zugrunde liegt.

Dass Allergien zunehmen, steht wohl zweifelsfrei fest, auch dass Menschen im Erwachsenenalter immer häufiger an Allergien erkranken und dass sie häufig an mehreren Allergien leiden. Ich stelle drei Erklärungsversuche vor, warum dem so sein könnte:

1. Die Hygienehypothese

Die Zunahme von Allergien in unserer westlichen Welt gibt vielen Wissenschaftlern zu denken, beeinträchtigt sie doch inzwischen das Wohlbefinden sehr vieler Menschen. Seit

Ignaz Semmelweis in der Mitte des 19. Jahrhunderts mit entsprechenden Hygienemaßnahmen dem Kindbettfieber höchst erfolgreich den Kampf angesagt hat, trat die Sauberkeit einen unnachahmlichen Siegeszug an. Sauberkeit und Antibiotika sind wahrscheinlich als die erfolgreichsten Therapeutika der letzten 150 Jahre zu betrachten. Damit haben sich aber unsere Lebensbedingungen sehr verändert. Wir sind dem Erdboden mit seinen harmlosen Parasiten und Bakterien nicht mehr nahe. Wir desinfizieren, waschen, schrubben, tragen Masken und wollen damit vor allem unsere Kinder schützen. Längst sind Viren und Bakterien beinahe ident mit Schmutz. Ekel vor allem Möglichen wird uns schon in frühesten Lebensjahren anerzogen. Nun zeigt sich zunehmend, dass diese Entwicklung dunkle Schatten auf das Wohlbefinden von zu vielen Menschen wirft. Die meisten von uns treffen nicht mehr täglich auf Würmer oder Bakterien. Das Immunsystem setzt sich nicht mehr mit der Vielfalt der Umwelt auseinander, wie es dies über Jahrtausende gewöhnt war. Die Beobachtungen einer veränderten Umwelt und unserem veränderten Verhalten bewogen Wissenschaftler, die Hygienehypothese zu formulieren. Kurz gesagt spricht diese Hypothese für mehr Auseinandersetzung und Kommunikation mit Schmutz, Bakterien und Viren und für mehr Vertrauen in unseren Organismus und seine Regulationssysteme. Tatsächlich konnte auch eine Reihe von Studien zeigen, dass Kinder, die bestimmte Infektionen durchgemacht haben, weniger gefährdet sind, an einer Allergie zu erkranken. Im Gegensatz zur tatsächlichen Infektionserkrankung konnte dieser Effekt durch die entsprechenden Impfungen nicht erzielt werden. Die Infektion muss durchlebt werden oder wiederholt ablaufen.

Ebenso oder noch wichtiger scheint eine gesunde Darmflora zu sein, wenn wir von Allergien verschont bleiben wollen. Diese unterstützt nicht nur das Immunsystem des Magen-Darm-Trakts, sondern auch eine ausgewogene Gesamtimmunität des Organismus. Studien ergaben, dass Kinder, die vor dem

Erreichen des zweiten Lebensjahrs antibiotisch behandelt wurden, später häufiger an Allergien leiden als Kinder ohne eine solche Behandlung. Dies unterstreicht den Verdacht, dass eine intakte Darmflora für die Entwicklung des Immunsystems und eine ausgeglichene Immunität äußerst wichtig ist.

Der Einfluss des Immunsystems der Mutter auf das Kind in der Gebärmutter, die Filter-, Austausch- und Schutzfunktion hat, ist groß. Während der Schwangerschaft verändert sich der Aktivitätszustand des Immunsystems, damit

Schon im Mutterleib beeinflussen sich Mutter und Kind.

der Fötus nicht als Fremdkörper abgestoßen wird. Ein Abortus kann auf ein Problem der Immunität der Mutter hinweisen. Der Zustand des Immunsystems der Schwangeren gleicht jenem, der auch bei einer Allergie vorliegt. Nach der Geburt stellt sich der Zustand des Immunsystems der Mutter um. Es richtet sich wieder mehr auf Mikroorganismen aus. Findet diese Umstellung nicht statt, steigt die Allergieneigung bei der Mutter, aber auch beim Säugling. Auf diese Weise können Mütter, die an einer Allergie leiden, diese auch an ihr Kind weitergeben. So nimmt man an, dass mütterliche Antikörper, die Immunaktivität der Gebärmutter und die Übertragung von Antigenen der Mutter durch die Gebärmutter eine allergische Sensibilisierung des Kindes unterstützen. Entfallen bei der Mutter die Reize, die das Immunsystem in den Immunitätszustand vor der Schwangerschaft zurückführen, und beim Säugling jene, die das Immunsystem so umstimmen, dass es keine allergische Grundaktivität mehr aufweist, fehlt zum Ausbruch der Allergie oft nur ein Allergen als Zünglein an der Waage.

2. Hohes Allergieaufkommen und Globalisierung

Nicht nur in der Wirtschaft beobachten und analysieren Wissenschaftler die Phänomene der Globalisierung, auch in der Biologie spielt diese Entwicklung eine Rolle. Geht man nur 50 Jahre zurück und betrachtet unseren Speisezettel, dann sah dieser ganz anders aus: die Gewürzpalette war weit monotoner, die Auswahl an Früchten überstieg kaum das heimische Obst, auch das verfügbare Gemüse orientierte sich an den eigenen Garten und das heimische Klima. Zudem war das Angebot an Nahrungsmitteln eng an die Jahreszeiten geknüpft. Heute erhält man zu jeder Jahreszeit alles, was das Herz begehrt. Im Vergleich zu den Zeiträumen, in denen sich Evolution abspielt, sind wir erst Millionstelsekunden unserer menschlichen Entwicklungsgeschichte mit einem Überangebot unterschiedlicher Nahrungsmittel (Antigenen) konfrontiert. Wissenschaftler postulieren, dass unserem Immunsystem die Erfahrung im Umgang mit der Vielfalt fremder Antigene fehlen könnte.

Vielleicht steckt unser Immunsystem gerade mitten in einem Lernprozess, der es ihm irgendwann ermöglichen wird, mit der Globalisierung der Antigene tadellos umzugehen. Es könnte sein, dass das Immunsystem dadurch, dass es sich in einer Lernphase befindet, besonders störanfällig ist.

Je mehr ich mich mit Sensibilisierung und Entstehung von Allergien beschäftige, desto mehr erinnert mich dieser Prozess und der zeitliche Verlauf an die Transplantationsversuche bei neugeborenen Mäusen. Ihnen konnten Hautstückchen transplantiert werden, ohne dass entzündliche Abstoßungsreaktionen auftraten. Den Mäuschen wurden zunächst Zellen eines Meerschweinchens infundiert, anschließend wurde die Haut des Meerschweinchens transplantiert. Das Experiment glückte. Die Mäuse tolerierten das Meerschweinchengewebe ihr ganzes Leben lang, als wäre es ihr eigenes.

Die unterschwelligen stillen Entzündungsprozesse ziehen schon früh die Grenzen zur Umwelt.

Diesen Experimenten zufolge scheint mir die Spekulation zulässig, dass die Grenzen zwischen einem Lebewesen und der Umwelt in den ersten Lebenswochen definiert werden und ungefähr bis zum sechsten Lebensmonat relativ feststehen. Wenn das Neugeborene nicht bereits in den ersten Lebenswochen die Koexistenz mit seiner Allergenwelt übt, dann definiert sich in dieser heiklen Zeit der Grenzziehung zur Umwelt eine Grenzlinie der Entzündung, die anders aussieht, ob das Kind geschützt oder exponiert groß wird. Die Umwelt beider unterscheidet sich. Was beim einen schon zur Umwelt gehört, ist beim anderen Teil des eigenen Körpers. Je enger die Grenzziehung desto eher käme es dann zu einer Allergie.

Ist die Sensibilisierung denn überhapt ein Hinweis auf eine Allergie? Keine einzigen Studie hat das bewiesen. Die Sensibilisierung kann mit dem gleichen Recht als Ausgangsbasis für eine Toleranzentwicklung gegenüber Allergenen gesehen werden, also als eine Art Immunisierung.

»Alle Ergebnisse von Studien, die einen Zusammenhang zwischen Dämpfen vom Kochen, Allergenen der Hausstaubmilbe oder unseren Haustieren mit der Allergie-Entstehung postulieren, blieben verwirrend und widersprüchlich. Ebenso sei es äußerst unwahrscheinlich, dass die Luftverschmutzung im Haus oder im Freien maßgeblich zum Anstieg der Allergien in den letzten Jahrzenten beigetragen hätten. Keine Studie rechtfertige diesen Schluss«, sagt der britische Epidemiologe David Strachan.

Therapeuten verfechten mehrheitlich die Allergenkarenz und sehen deshalb in der Allergenexposition den größten Risikofaktor für die Entwicklung einer Allergie. Sie empfehlen schon in frühester Kindheit, Allergene zu meiden. Es gibt unter den zahlreichen Studien nicht eine einzige, die eindeutig beweisen könnte, dass die Allergenkarenz Asthma oder andere Allergien reduziert.

Die Katze im Haus schützt vor Katzenhaarallergie

Wenn sich während des ersten Lebensjahres des Kindes ein Haustier mit Fell im Haushalt aufhält, beobachtet man bis zum elften Lebensjahr weniger allergische Asthmaanfälle oder andere allergische Symptome.

3. Perfektes Zusammenspiel
von Organismus und Bakterien

Die Schleimhautoberfläche unseres Darms umfasst 300 Quadratmeter. Es ist die größte mit der Umwelt kommunizierende Fläche. Sie wird von über 1014 Bakterien bevölkert, die ca. ein Kilogramm wiegen, das ist zehnmal mehr als die Gesamtzahl der Zellen in unserem Körper. Mehr als 500 verschiedene Arten wurden bisher identifiziert. Jede Art umfasst natürlich noch mehrere Stämme. Bis jetzt wurde noch nicht einmal die Hälfte aller Arten identifiziert.

Der Darm des Neugeborenen ist bis zur Geburt bakterienfrei. Mit der Geburt kommen die ersten deftigen Schlucke voll Bakterien in den leeren Darm. Die Kolonisierung des Darms von Säuglingen ist ungefähr mit der ersten Lebenswoche abgeschlossen. Aber die Mengen und Arten schwanken während der ersten drei Lebensmonate noch stark. Ist das dynamische Ökosystem im Darm jedoch erst einmal etabliert, dann ist es unter normalen Bedingungen erstaunlich stabil. Umwelteinflüsse oder eine Antibiotikatherapie verändern die Zusammensetzung der Mikroflora nur vorübergehend.

Inzwischen gilt unter Wissenschaftlern zunehmend die Ansicht, dass die Interaktionen mit den Darmbakterien der erste kommunikative Akt des Neugeborenen sind. Mund und Magen-Darm-Trakt stellen in den ersten Lebenswochen das zentrale Sinnesorgan für die Kommunikation mit der Außenwelt, aber auch der eigenen Innenwelt dar, beispielsweise mit dem Nervensystem. Bakterien bekommen somit eine eminent wichtige Stellung bei der Entwicklung unseres Immun- und auch Nervensystems. Übrigens mehren sich die Hinweise, dass Säuglinge, die an Darmbeschwerden leiden, im späteren Leben häufiger an psychiatrischen Störungen wie Angstzuständen oder Depressionen leiden.

Die Beziehungen zwischen den Bakterien und unserem Organismus beschreiben von der Symbiose, dem friedlichen Teilen eines gemeinsamen Lebensraumes, bis hin zu den verschiedensten krankmachenden Einflüssen alle Übergänge. Unsere Darmschleimhaut kann die für das Leben essenziellen Aufgaben bestens in diesem bakterienreichen Umfeld erfüllen. Andererseits gedeihen diese Kleinstlebewesen ohne Probleme zwischen den Abwehrprozessen des Wirts. Durch die Interaktion zwischen Darmbakterien und Organismus entsteht schon früh im Leben des Säuglings ein Immungleichgewicht, das Nahrung und andere Teilchen aus der Umwelt ohne Krankheitssymptome toleriert. Kinder, die durch einen Kaiserschnitt geboren werden, sind anfälliger für Erkrankungen des Immunsystems, da sie während der Geburt nicht dem an Keimen reichen Geburtskanal ausgesetzt sind.

Diese Aussage beruht nicht nur auf Hörensagen, sondern ist auch durch Studien belegt. Eine dänische Arbeitsgruppe beobachtete Kaiserschnittkinder über einen Zeitraum von 35 Jahren. Zwei Millionen Kinder nahmen an der Studie teil. Die Auswertungen ergaben, dass diese Menschen signifikant häufiger an Asthma, Rheuma, Erkrankungen des Bindegewebes, chronisch entzündlichen Darmerkrankungen, Immunmangelerkrankungen oder Leukämie litten. Diese Ergebnisse zeigen, wie unglaublich wichtig Bakterien für unser Wohlbefinden sind. Daher: ein Kaiserschnitt kann den natürlichen Vorgang der Geburt nicht ersetzen.

Ob Kinder auch Infektionskrankheiten durchleben müssen, um von einer Allergie verschont zu bleiben, ist unwahrscheinlich, sagen manche Forscher, denn, so ihre Begründung, die Reifung des Immunsystems nach der Geburt kann unmöglich durch Signale krankmachender (pathogener) Keime erfolgen, das wäre derart lebensbedrohlich, dass das Überleben der Gattung Mensch immer schon höchst gefährdet gewesen wäre.

Die Signalflut, welche die Darmflora von Neugeborenen aussendet, regt das Immunsystem zum Reifen an. Wenn Signale einfach fehlen oder sich die Signalstärke verändert, weil sich die Bakterienzusammensetzung verändert hat oder Bakterien fehlen, die über Jahrtausende Teil der Mikroflora waren, dann könnte dies unseren Gesundheitszustand maßgeblich beeinflussen. Es entsteht so etwas wie eine fremde Melodie, die unser Körper zunächst nicht zu interpretieren vermag. Leider benötigen Lernvorgänge bei Menschen viel Zeit. Vielleicht befinden wir uns mitten in einem Lernprozess, und die Allergie ist das Zeichen für ein Zwischenstadium.

Der lange Marsch der Allergie

Wenn sich eine Nahrungsmittelallergie im Alter häufig auswächst, ist sie meist der Beginn einer chronischen Erkrankung. Sie äußert sich dadurch, dass das Immunsystem auf verschiedenste Auslöser, die Allergene, mit akuten Entzündungen reagiert wie Bindehaut- oder Nasenschleimhautentzündungen. Damit beginnt ein langer Marsch, der darauf hinweist, dass die Allergie nicht durch Allergene verursacht wird, sondern das Immunsystem an sich Störungen hat. Sie werden dann besonders spürbar, wenn wir mit den Auslösern über Haut oder Schleimhäute in Kontakt kommen. Die nächsten Stationen des Marsches sind Asthma und Heuschnupfen.

Die Allergie ist eine entzündliche Erkrankung des Immunsystems.

Analysiert man den Weg der Allergie, wie er sich beinahe gesetzmäßig fortsetzt, dann sieht es ganz so aus, als würde sie sich von einem Zentrum, nämlich dem Darm, in die Peripherie verlagern. Der Darm ist bei der Geburt das erste Organ, das massiv mit der Umwelt konfrontiert wird, nicht nur durch die Nahrung, sondern auch durch eine Vielzahl von Erregern. Im Darm beginnt das Immunsystem zu reifen, dort entstehen die ersten Grenzen des Individuums gegenüber der Außenwelt. Dort sollte sich in den ersten Lebensmonaten eine Balance zwischen aktivierenden und dämpfenden Immunprozessen

59

herausbilden. Sie wird in den ersten Lebenswochen durch Milchsäure- und Bakterien aus der Nahrung, die später die Muttermilch ersetzt, aber auch durch Katzenhaare und Hausstaub oder durchgemachte Infektionen erzeugt. Das bedeutet, wir müssen am Beginn unseres Lebens – und zwar zum exakt richtigen Zeitpunkt unserer Entwicklung – auf jene Substanzen treffen, die ein Teil unseres Organismus werden sollen. Wenn das nicht geschieht, können wir allergiekrank werden. Demnach bezeichnet die Allergie einen veränderten Aktivitätszustand unseres Immunsystems, also eine Immunregulationsstörung und nicht eine Erkrankung, die durch Allergene verursacht wird. Wenn man die Allergie als eine Erkrankung des Immunsystems betrachtet, dann wird man nicht erstaunt sein, dass sie sich jederzeit auf andere Organe ausbreiten kann. Welche dieser Prozesse im Detail in den ersten Lebenswochen schieflaufen können, wissen wir nicht. Leider kann im späteren Leben nur schwer korrigiert werden. Wenn man an einer Allergie leidet, dann können verstärkte Belastungen der Immunität den Marsch der Allergie in Gang setzen.

Hilfe durch Biestmilch

Biestmilch eignet sich ganz hervorragend dazu, allergische Symptome zu dämpfen oder zum Verschwinden zu bringen. Diese Behandlung packt die Ursache an der Wurzel: der chronischen Entzündung mit akutem Schub. Sie beruhigt die Entzündungsprozesse und stärkt die Immunität. Ein neues Gleichgewicht entsteht. Konventionelle Behandlungsmethoden sind Antihistaminika, Cromoglicin oder die Desensiblisierung. Alle drei Therapiestrategien setzen aber beim Allergen an und nicht am kranken Immunsystem.

Gleichgültig, an welchen Allergien Sie leiden und welche Ursachen diesen zugrunde liegen mögen, die Symptome ähneln sich, handelt es sich doch immer um eine Entzündung.

Richtlinien zur Einnahme von Biestmilch bei Allergien

Biestmilch sollten Sie täglich nehmen. Am besten integrieren Sie sie in Ihren Speiseplan. Machen Sie keine Einnahmepausen.

1. Der Pollenallergiker

Wenn Sie noch frei von Symptomen sind, beginnen Sie mit 900 mg täglich, und zwar ca. drei bis vier Wochen, bevor Ihre Allergene aktiv werden. Wenn der Pollenflug besonders stark ist oder Sie unter besonders großen Belastungen stehen, können die Symptome durchbrechen. In einem solchen Fall erhöhen Sie die Menge kurzfristig um das drei- bis vierfache. Sind die Symptome wieder verschwunden, gehen Sie auf die ursprüngliche Menge zurück. Das tun Sie solange, bis die Saison Ihres Pollenallergens vorbei ist. Biestmilchpulver aus den Kapseln können Sie auch schnupfen, wenn der Heuschnupfen besonders schlimm ist und die Nase rinnt.

2. Der Nahrungsmittelallergiker

Ungeachtet vom auslösenden Nahrungsmittelallergen nehmen Sie regelmäßig 900 mg Biestmilch. In der Regel hat sich die Lage nach ca. sechs Wochen beruhigt. Wenn Sie eine Nahrungsmittelallergie mit nachgewiesenem positivem Immunglobulin E (IgE) haben, dann lassen sich die Effekte der Biestmilch gut am fallenden IgE erkennen. Nach sechs Wochen können Sie vorsichtig zu testen beginnen, ob Sie das, was Sie sonst nicht essen konnten, wieder vertragen. Warten Sie nach dem ersten Test vier Tage und wiederholen Sie dann das Ganze mit einer größeren Menge.

3. Der Kontaktallergiker

Wenn Sie unter allergischen Hautreaktionen leiden, dann hält Ihnen Ihre Haut schnell den Spiegel der Besserung oder Verschlechterung vor. Schleichen Sie die Biestmilch langsam ein (150–300 mg). Steigern Sie die Menge schrittweise, bis die Haut reagiert. Dabei kann es zu einer Verschlimmerung im Sinne einer Heilreaktion kommen. Haben Sie etwas Geduld und bleiben Sie dran.

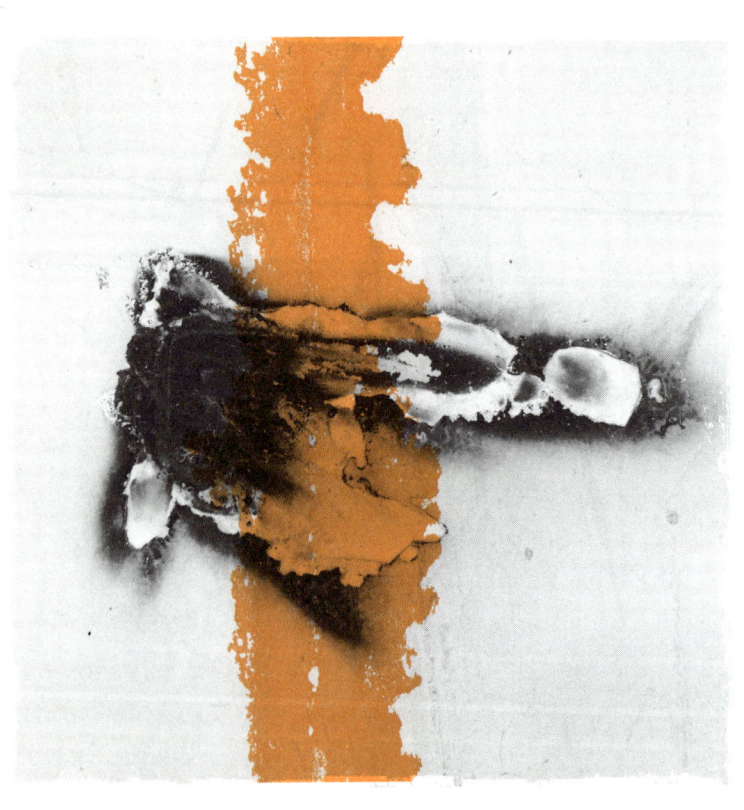

Eine Zelle, die sich aus dem intakten Zellverbund gelöst hat.

Tumoren

oder: Die Chance sehen

Ein Tumor ist keine Ansammlung bösartiger Zellen. Das mag wie eine Provokation klingen. Im Folgenden möchte ich Ihnen erzählen, warum dem nicht so ist, und diese wissenschaftliche Beobachtung große Chancen für Sie in sich birgt.

In jüngster Vergangenheit haben Wissenschaftler erkannt, dass die Ansicht, ein Tumor bestehe aus einem Verbund bösartiger Zellen, die sich der Wachstumskontrolle entzogen haben, nicht zutrifft. Diese für Jahrzehnte in Stein gemeißelte wissenschaftliche Sicht auf den Tumor sollte somit verworfen werden und zum guten Schluss der Vergangenheit angehören, denn tatsächlich ist es so, dass ein Netz von Regelkreisen das Gleichgewicht der Zelle steuert. Krebszellen hingegen weisen Defekte in den Regelkreisen auf, die die Zellvermehrung kontrollieren und das Gleichgewicht von Vermehrung und Stillstand bzw. Erneuern und Versterben der Zellen steuern. Dieser Prozess der Aufrechterhaltung des Gleichgewichts ist so vielgestaltig und kann an so vielen unterschiedlichen Stellen gestört sein, dass man bis heute mehr als 100 verschiedene Tumortypen und Subtypen innerhalb eines einzigen Organs unterscheiden kann. Es gleicht sozusagen kein Krebs dem anderen.

Wie viele Regelkreise in einer Zielzelle durchbrochen sein müssen, damit Tumorwachstum entsteht, ob bei den unterschiedlichen Tumoren in jeder Tumorzelle dieselben oder ähnliche Regelkreise betroffen sind, ist bis heute nicht bekannt. Welche Regelkreise in der Zelle unabhängig vom Milieu ablaufen und welche an Signale aus dem Mikromilieu gekoppelt sind, ist gleichermaßen unerforscht. Ob die große

Zahl an krebsassoziierten Genen an bestimmte Regelkreise geknüpft werden kann, muss auch erst erforscht werden.

Bis ein Tumor eine Größe erreicht, die klinische Bedeutung hat, also bis Beschwerden auftreten, können Jahrzehnte vergehen. Tumoren entwickeln sich in der Regel sehr langsam. Zudem muss eine Reihe von unglücklichen Umständen zusammentreffen. Ein Fehler im Bereich der DNS reicht nicht aus, um einen Tumor entstehen zu lassen. Deshalb ist ein Tumor auch nicht einfach eine Ansammlung bösartiger Zellen, deren Wachstum unkontrolliert aggressiv verläuft. Weil dem so ist, kann durch eine entsprechende Lebensführung einer Tumorentwicklung sehr wohl vorgebeugt werden.

Ein genetischer Defekt allein führt noch nicht zur Tumorentwicklung.

Damit ein Tumor entsteht und wächst, müssen also eine Reihe von Faktoren zusammentreffen: Es liegen Störungen der Zellbiologie auf der Ebene des Zellkerns, des Zytoplasmas, der Rezeptoren, der extrazellulären Matrix und der benachbarten Zellen vor.

Die zugrundeliegenden Prozesse gliedert man zeitlich in drei Phasen:
1) den Anstoß in der DNS,
2) die Forcierung im intra- und extrazellulären Zellmilieu und
3) das Fortschreiten durch tumorspezifische Kommunikationsprozesse über die Grenze des Primärtumors hinaus.

Zunächst wird eine genetische Veränderung der Zelle initiiert. In diesem Zustand kann sie sich über Jahrzehnte befinden und darin verharren. Dann kommt es nie zur Tumorentwicklung. Sie sehen also, dass ein genetischer Defekt nicht ausreicht, um einen Tumor hervorzubringen. Wenn eine solche Zelle jedoch eine Irritation erlebt, wie den Einfluss eines Karzinogens oder eine chronisch-entzündliche Veränderung ihres Milieus, dann kann sich der genetische Defekt in der Entwicklung eines Tumors äußern. Ein chronisch-entzündliches Milieu gibt dieser genetisch angeschlagenen Zelle gegenüber anderen Zellen einen Wachstumsvorteil.

Die Tumorzelle wächst unabhängig

Keine normale Zelle kann sich ohne stimulierende Signale vermehren. Eine Tumorzelle hingegen wächst unabhängig, sie verliert ihre Koppelung an das Milieu. Viele Onkogene funktionieren, indem sie die normalen Wachstumssignale nachahmen. Die Brücken-proteine (Connexine) sind Moleküle, die für die Kom-munikation zwischen Zellen wesentlich sind. Stammzellen sind dadurch charakterisiert, dass sie keine solchen Connexi-ne an ihrer Oberfläche tragen. Damit besitzen sie keine Brü-cken zur Kommunikation mit anderen Zellen. Diese Brücken-moleküle sind maßgeblich an der Wachstumskontrolle von Zellen und Geweben beteiligt. Kommunikation ist somit ein wichtiger Kontrollprozess.

Epigenetische Prozesse spielen eine zentrale Rolle bei der Entstehung von Tumoren.

Der Charakter einer Tumorzelle:
1) Selbstgenügsamkeit an Wachstumssignalen
2) Unempfindlichkeit gegenüber das Wachstum hemmenden Signalen
3) Unterwanderung des Zelltods (Apoptose)
4) Endloses Potenzial zur Vermehrung
5) Aufrechterhaltung der Gefäßbildung
6) Eindringen ins Gewebe und Metastasierung

In der Wissenschaft spricht man von epigenetischen Prozessen, die eine zentrale Rolle bei der Tumorentstehung spielen. Sie wissen sicherlich, dass die Zelle aus einem Zellkern besteht, in dem die Chromosomen, die DNS, das genetische Material also, verortet sind. Um diesen Zellkern herum befindet sich Zytoplasma, in dem eine Vielzahl von Molekülansammlungen Strukturen bildet, die notwendig sind, damit die Zelle lebt und zu dem wird, was sie ist und tut. Die Zelle als Ganzes ist von einer Membran umgeben, ebenso wie der Zellkern. Alle Strukturen, die so eine Zelle ausmachen, haben einerseits Anteile, die eine sehr flexible, bewegliche Gestalt (Rezeptoren, Liganden) haben und kontinuierlich Signale senden und empfangen. Andererseits besitzen diese Strukturen Anteile, die bestimmte Aufgaben in der Zelle erfüllen, wie zum Beispiel Zellatmung oder Eiweißsynthese.

Das Milieu der Zelle ist ebenso wichtig wie die Zelle selbst.

Durch die Zelle fließt ein Strom von Signalen, der vom Zellkern in das die Zellen umgebende Milieu und zurück führt. Ganz vereinfacht gesehen handelt es sich um eine rückgekoppelte Schleife. Die sich ergebenden wechselnden Signalmuster beeinflussen den spezifischen Funktionszustand der Zelle. Unabhängig davon, welche Funktion eine Zelle hat, arbeiten alle Zellen nach demselben Prinzip. Und weil sie alle so funktionieren, kann man die Zelle auf unterschiedlichen Ebenen sowohl in örtlicher als auch in zeitlicher Hinsicht beeinflussen.

Das Zellwachstum ist deshalb auch kein Phänomen, das allein vom Zellkern und seinem genetischen Material gesteuert wird. Die Zelle ist auf das Engste mit ihrem Milieu verquickt, der Austausch ist eng und intensiv. Signale, Impulse und Botschaften erreichen nicht nur aus dem Zellinneren die Umgebung der Zelle und verändern so den Zustand der Zellumgebung, sondern sie beeinflussen reziprok ebenso aus dem Milieu heraus die Funktion und Aktivität der Zelle und des Zellkerns. Auf diese Weise bilden die Zellen und der Raum zwischen ihnen eine Einheit regen Austauschs.

Tumoren entstehen im chronisch-entzündlichen Milieu

Schon 1863 sah der deutsche Pathologe und Anthropologe Rudolf Virchow einen Zusammenhang zwischen Entzündung und Tumor. Seither hat sich die Forschung in einer Form verändert, die man kaum mit der damaligen vergleichen kann. Dennoch hat dieses Postulat mehr denn je Gültigkeit erlangt. Inzwischen wissen wir von einigen chronischen Virusinfektionen mit großer Sicherheit, dass sie den Weg für eine Tumorentwicklung bahnen können. Und dasselbe gilt für chronische Entzündungen wie Rheuma oder chronisch-entzündliche Darmerkrankungen.

Tumorzellen verlieren ihre Fähigkeit zur Kommunikation. Sie können damit ihre entzündliche Umgebung nicht mehr positiv beeinflussen.

Entzündungen sind in der Regel sich selbst limitierende Prozesse. Das Immunsystem sorgt mit einer fein abgestimmten Immunantwort dafür, dass sich entzündliche und entzündungshemmende Prozesse im Gleichgewicht befinden. Eine gut kontrollierte Entzündung bleibt unterschwellig und fördert das Tumorwachstum nicht.

Charakteristisch für die Immunlage von Tumorpatienten ist, dass die Immunität geschwächt (supprimiert) ist. Wenn ein Tumor zu wachsen beginnt, hat er in der Regel das Immunsystem mit seinen Überwachungsstrategien bereits unterwandert. Ein intaktes Immunsystem patrouilliert im Körper und entfernt die Zellen, die sich nicht mehr regelgerecht verhalten, ein Vorgang, der in jedem von uns zu jeder Zeit abläuft.

Die Ähnlichkeiten zwischen Wundheilung und Tumor untersuchte 1986 der US-amerikanische Pathologe Harold F. Dvorak. Im Unterschied zum Tumor heilt eine Wunde von selbst, im Tumor läuft der Prozess weiter, indem ohne Unterlass

Faktoren freigesetzt werden, die die Entzündung aufrecht halten. Ebenso wie bei der Wundheilung spielt die Gefäßbildung bei der Tumorentstehung eine wichtige Rolle. Blutgefäße sind für einen Tumor lebensnotwendig, der mehr als ein bis zwei Millimeter im Durchmesser misst. Wenn der Tumor nicht durch Blutgefäße mit Nahrung versorgt wird, stirbt er ab.

Ich möchte Ihnen hier einige aktuelle Hypothesen aus der Forschung vorstellen. Eine davon lautet wie folgt: Die Zelle weist einen Gendefekt auf, der nicht mehr repariert werden kann. Die Zelle weicht deshalb in ihrem äußeren Erscheinungsbild von der normalen Zelle ab. Eine solche Zelle teilt sich nicht mehr asymmetrisch in eine Stammzelle und in eine Zelle mit einer Funktion (Effektorzelle), die davon abhängt, welchem Organ oder Organsystem sie zugeordnet ist, sondern symmetrisch in zwei Funktionszellen. Sie ist jedoch noch keine Tumorzelle, denn solange das Milieu der Zellumgebung die Zellvermehrung unterbindet, entsteht noch kein Tumor. Wenn jedoch Karzinogene oder ein chronisch-entzündlich verändertes Milieu so auf die Zelle einwirken, dass die Bremse auf die Zellvermehrung wegfällt, dann beginnt sich die Zelle unkontrolliert zu vermehren. Es entsteht eine Masse von Zellen wie beispielsweise Polypen im Kolon oder Papillome in der Haut. Damit aber ein sogenannter bösartiger Tumor entsteht, müssen noch eine Reihe zusätzlicher genetischer oder zellulärer Veränderung erfolgen. Erst dann erfolgt der Schritt des Tumors in die Bösartigkeit.

Eine andere Hypothese – sie wurde bereits vom US-amerikanischen Biochemiker Van Rensselaer Potter 1978 formuliert – erklärt die Entstehung des Tumors als eine Blockierung der Zellentwicklung auf ihrem Weg von der Stammzelle, wo sie noch sehr viele Möglichkeiten in sich trägt, bis hin zur für sie bestimmten Funktionszelle. Eine Unterbrechung dieser Entwicklung kann an den verschiedensten Stellen dieses Prozesses erfolgen. So können beispielsweise Einflüsse aus dem Zellmilieu die Zellteilung beschleunigen und den normalen Zelltod verhindern.

Sicherlich haben Sie schon häufig den Begriff der Onkogene gehört. Man hat inzwischen über 100 Onkogene identifiziert. Onkogene sind DNS-Stückchen, die als Vorlage für die Synthese von Eiweißsubstanzen mit unterschiedlichen Aufgaben dienen wie Wachstumsfaktoren, Rezeptoren oder Signale übertragende Moleküle. Eine gewissermaßen gegenteilige Aufgabe zu den Onkogenen haben die Tumorsuppressorgene. Sie bilden die Vorlage für wachstumshemmende Faktoren wie z.B. Brückenproteine. Das sind Strukturproteine in Zellmembranen, die Kanäle für den direkten Transfer von kleinen Molekülen und Ionen zwischen den Zellen bilden. Die Brückenproteine zwischen Zellen sind zentrale Strukturen der Wachstumskontrolle und Differenzierung normaler Zellen. Wenn eine gendefekte Zelle noch Brückenverbindungen besitzt, kann sie sich noch teilweise in ihre Zielzelle entwickeln. Ihr direkter Kontakt zu den anderen Zellen im Verbund hemmt die unkontrollierte Vermehrung.

Bei Tumoren fehlen im Regelfall die Brückenproteine, das heißt, die Zelle verliert eine wichtige Komponente für ihre Vernetzung mit dem Milieu. **Den Tumor behandeln heißt vor allem, das Zellmilieu beeinflussen.** Wachstum kann durch ein aktiviertes Onkogen und ein inaktiviertes Suppressorgen dauerhaft stimuliert werden. Ziel der Forschung ist es dabei, die aktuell sehr dürftige Tumorbehandlung spezieller und gezielter zu gestalten.

Nachdem kein Tumor dem anderen gleicht, weder im selben Organ noch über Organgrenzen hinweg, lässt sich daraus schließen, dass gezielte therapeutische Ansätze komplex sind und ein individuelles Vorgehen erfordern. Hier ein Beispiel aus der experimentellen Forschung, wie man durch eine Veränderung des Zellmilieus das Aussehen der Zelle und damit ihr Verhalten verändern kann:

Mit bestimmten Zellwachstumsfaktoren (koloniestimulierenden Faktoren) lassen sich Tumorzellen so programmieren,

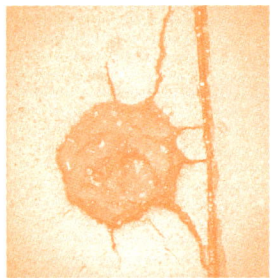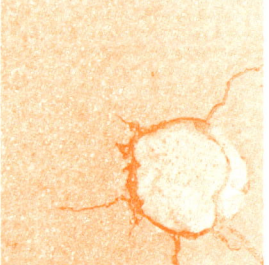

Tumorzellen verlieren den Kontakt zu ihren Nachbarzellen.
Sie wachsen autonom, die Wachstumskontrolle durch
Kommunikation entfällt.

dass sie sich wieder in den Gewebeverbund mit seinen Kontrollmechanismen eingliedern, auch wenn sie genetisch verändert bleiben. Dieses Ergebnis ist eigentlich nicht überraschend,
wenn man berücksichtigt, welche Bedeutung das Milieu der
Zelle für die Tumorentstehung hat.

Die beste Tumortherapie ist die Prävention

Zur Entstehung eines bösartigen Tumors müssen ein äuße-
rer oder innerer Auslöser, ein entzündliches Milieu sowie
DNS-Schäden zusammentreffen. Ein unwahrscheinliches Ereignis für ein Individuum? Viele bösartige Tumoren werden
durch Infektionen ausgelöst. Über 15 Prozent aller Tumoren
weltweit kann eine Infekthistorie zugeordnet werden, das sind
1,2 Millionen Fälle pro Jahr. Tumoren entwickeln sich demnach als Ergebnis eines mehrstufigen Prozesses, der von einer
anfänglichen gutartigen Veränderung der Zellen zu einer
invasiven und dann metastasierenden Erkrankung führt.
Dieser Prozess dauert viele Jahre, um zur vollen Entfaltung
zu kommen. Die lange Zeit, die dieser Prozess benötigt, lässt
stark vermuten, dass er sich gegen einen Hintergrund stren-
ger und vielfältiger Kontrollmechanismen, die anarchisches

Zellverhalten unterbinden sollen, durchsetzen muss. Dementsprechend ist es wahrscheinlich, dass ein bestimmtes Milieu gekoppelt an eine genetische Disposition die Zellen derart verändert, dass sie für endogene und exogene karzinogene Einflüsse erhöht und vermehrt empfänglich werden.

Da sich die meisten Tumoren langsam über Jahrzehnte entwickeln, sollte heute die Prävention an der ersten Stelle stehen. Damit ist die Beeinflussung des Milieus der genetisch veränderten Zelle gemeint. Essen ist dabei der wichtigste Milieumodulator, gefolgt von

Veränderungen der Zelle und ihres Milieus über Jahrzehnte führen zum Tumor.

regelmäßiger Bewegung, denn sie aktiviert das Immunsystem und dämpft im Körper schwelende Entzündungsprozesse. Nicht zu viel zu essen ist ebenfalls wichtig. Und: Ihr Leben sollte nicht zu stressbelastet sein.

Biestmilch gehört zum Essensplan, denn sie ist eine Art Immunserum, eine Substanz, die chronisch-entzündliches Gewebe beruhigen kann. Eigentlich sollte die Entzündungsantwort zur Entfernung der Tumorzellen beitragen. Bei Menschen mit Tumoren ist die Entzündungsantwort aber unproduktiv. Entzündliche und entzündungshemmende Vorgänge sind nicht mehr im Gleichgewicht, sondern in Richtung der chronischen Entzündung verschoben. Für das Milieu des Tumors ist es typisch, dass Rezeptoren unempfindlich werden und keine effektive entzündliche Antitumor-Antwort mehr erzeugt wird.

Die therapeutische Herausforderung liegt unter anderem heute darin, das deregulierte entzündliche Netzwerk so zu normalisieren, dass es wieder zu einer regulären Entzündungsantwort kommt. Biestmilch besitzt durch ihre Vielfalt als eine der ganz wenigen verfügbaren Substanzen dieses Potenzial. Zudem kann sie das Immunsystem für eine Chemotherapie so stabilisieren, dass späteren Metastasierungen vorgebeugt wird.

Vorbeugen als Geisteshaltung

oder: Wir können selbst viel bewegen

Da alle Zukunft ungewiss ist, werden wir selbstverständlich nie wirklich wissen, was gewesen wäre, wenn wir bestimmte Entscheidungen in unserem Leben anders getroffen hätten. Doch die vielen Beispiele, über die wir lesen oder die wir selbst erleben, beweisen letztlich, dass vorbeugend handeln unser Leben und unser Altern verändert.

Vorbeugen steht für eine Geisteshaltung und nicht für eine einzelne Entscheidung dann und wann. Vorbeugen ist ein Prozess über Jahre. Bis wir spüren, dass sich unser Körperaufbau, also Muskeln und andere Gewebe, verändern, der Organismus insgesamt stabiler wird, sich unsere Immunität und unsere Stressresistenz verbessert, braucht es Zeit, Geduld und ein gutes Körpergefühl.

Vorbeugen ist Lebensstil und nicht Vorsorgemedizin.

Wenn wir jung sind, verzeiht der Körper vieles, die kleinen wie die großen Missgeschicke, denn das Potenzial zur Regeneration, Anpassung und Veränderung ist sehr groß. Aber auch der junge Organismus hat seine Grenzen. Das müssen wir bei den vielen übergewichtigen Kindern mit Bluthochdruck und Diabetes traurig erkennen. Den »Rückwärtsgang« einzulegen, ist immer noch möglich, aber je älter wir werden, desto langsamer erfolgen die Regenerationsprozesse. Mit dem Alter werden wir alle starrer. Dennoch: Wenn Sie einmal versuchen, drei Wochen konsequent Ihren Lebensstil zu ändern, also auf Essen,

Bewegung, Schlaf und Entspannung achten, werden Sie bemerken, dass Sie sich verändern, dass Sie sich deutlich besser fühlen.

Gene einmal anders gedacht

Was ist ein Gen? Das ist eine Frage ohne leichte Antwort. In der klassischen Genetik steht das Gen für ein Konzept der Vererbung, für eine Einheit, die Charakterzüge von den Eltern an den Nachwuchs weitergibt. Doch nun folgt die biochemische Forschung mit ihrer Sicht. Jedem Enzym, jedem Protein wird ein Gen zugeordnet. Unsere Vorstellung von der Welt der Gene ist aus meinem Blickwinkel eine Mischform von den beiden. Mit der Molekularbiologie vollzog sich wieder eine Änderung des Blickwinkels. Gene wurden zu konkreten Molekülen und Proteine Stück für Stück über DNS- und RNS-Transskripte zusammengebaut. Dieses Konzept definiert Chromosomen als eine Vielzahl aneinander geknüpfter, aufgewickelter DNS-Moleküle.

Für die Wissenschaftler an vorderster Front gilt dieses Modell heute bereits als veraltet. Das Genom der Postmoderne ist sehr komplex und besteht aus einer Vielzahl sich überlappender Transskripte. Es finden sich Gene innerhalb von Genen und zahllose eigenartige Anordnungen. Die RNS-Moleküle sind in diesem Weltbild nicht nur Mittler der Proteinsyn-

Tiefer greifende Veränderungen benötigen Zeit.

these, sondern auch Akteure, die in der Lage zu sein scheinen, die DNS-Moleküle neu zu schreiben. Die Grenzen zwischen den Genen verschwimmen. Die Kommunikation zwischen den DNS-, RNS- und Eiweißmolekülen ist kompliziert und basiert wohl auch auf einem komplexen Regulationssystem aus Regelkreisen und Rückkoppelungsschleifen.

Forscher sprechen heute von einem Kontinuum der Gene. Die Einheit des Chromosoms löst sich auf. Die Gene entsprechen wohl mehr einem eng verwobenen Netzwerk als einem Strang, in dem sich bei näherem Hinsehen die Chromosomen auflösen. Auch in der Genetik ist die Welt nicht mehr linear. Wie lange wir Leben, hängt davon ab, wie wir unser Leben leben. Lebensstil kontrolliert Entzündungsprozesse. Die Entzündungen wärmen uns wohlig.

Natürlich spielt unsere genetische Veranlagung eine wichtige Rolle, welchen Lauf unser Leben nimmt. Dennoch haben wir mehr Kontrolle darüber, wie lange wir leben und wie wir sterben, als wir vielleicht annehmen mögen. Die über Jahrzehnte anerkannte Lehrmeinung, dass die Gene alles bestimmen, zerbröckelt langsam. Die wissenschaftlichen Studien jenseits von Lehrbuchwissen zeigen, dass unsere Vorstellung von den Genen als einzig lebensbestimmender Faktor nicht zutrifft. Aber darüber wäre ein eigenes Buch zu schreiben.

Vorbeugen erhöht die Wahrscheinlichkeit, an Altersschwäche zu sterben.

Biestmilch hat mich gelehrt, dass die Gene in die Kommunikation des Organismus eingebunden sind. Demnach verändert die Umgebung, in der sich die Zelle befindet, die Aktivität der Gene und umgekehrt – ein Kommunikationsprozess in beide Richtungen. Diese Umgebung, dieses Milieu der Zellen

Keine Panik: Wir sind nicht Opfer unserer Gene
Durch unseren Lebensstil beugen wir vor und kontrollieren die Entzündungsprozesse, die uns im Innersten zusammenhalten. So beeinflussen wir auch die Aktivität unserer Gene. Lebensstil ist, wie wir essen, wie viel wir uns bewegen, wie wir schlafen und regenerieren. Und dieser Faktor ist leider am schwierigsten zu kontrollieren: Wie viel Stress wir aushalten müssen.

ist immer entzündlich. Die Entzündung kann unterschiedlich aktiv sein. Das Spektrum umfasst alle Übergänge vom Wohlbefinden bis zur Krankheit. Die äußerst positive Nachricht ist, dass wir durch unseren Lebensstil dieses Milieu und damit die Genaktivität beeinflussen können, natürlich auch hier wieder in beide Richtungen, zum Guten wie zum Schlechten.

Vorbeugen

Seit mir alles das bewusst ist, gehe ich nicht, wie die vielen Jahre zuvor, so unbedacht mit mir um. Biestmilch zeigt mir bis heute immer wieder auf, welche Bedeutung der Lebensstil für mein Leben und die entzündliche Umwelt meiner Zellen hat. Unzählige Male wurde ich gefragt, ob Biestmilch bei diesem oder jenem Krankheitszustand hilft. Ja, natürlich, pflege ich zu sagen. Sie tut das, weil sie in der Lage ist, das entzündliche Umfeld der Zellen zu modulieren.

Leider ist die Prävention ein zu seltenes Anliegen der Menschen.

Die vorbeugende Wirkung unseres Lebensstils auf den Alterungsprozess findet noch wenig Beachtung. Wir sehen meist erst dann einen Grund, etwas an unserer Lebensweise zu ändern, wenn wir eine Diagnose wie Herzinfarkt oder Krebs erhalten. Dann beginnen wir möglicherweise, unseren Lebensstil zu überdenken. Beruhigend ist, dass wir zu jedem Zeitpunkt unseres Lebens auf den Verlauf einer chronischen Erkrankung Einfluss nehmen können. Allerdings ist das um ein Vielfaches mühsamer als vorzubeugen.

Vor hundert Jahren starben die Menschen in erster Linie an Infektionskrankheiten, weil Antibiotika noch nicht gefunden waren. Heute sterben wir an ganz anderen, aber teilweise ebenso vermeidbaren Krankheiten. Es sind die chronischen Leiden wie koronare Herzkrankheit, Tumoren oder Diabetes.

Neun von zehn Menschen sterben daran, eine erschreckende Zahl. Es liegt in unseren Händen – zumindest in jenen unserer westlichen Gesellschaft –, etwas gegen dieses Schicksal zu unternehmen, das jenseits der Möglichkeiten liegt, die uns die Medizin bietet.

Wie lange wir leben, hängt nicht davon ab, wie lange unsere Eltern gelebt haben, sondern wie wir leben.

Eine der neueren Studien belegt, dass wir ein langes Leben und Wohlbefinden nicht erben, wie wir lange glaubten. Stattdessen bestimmt die Summe unserer Gewohnheiten unsere Lebensdauer. 90 Prozent (eine Schätzung der Wissenschaftler) von uns könnten mit einfachen Änderungen des Lebensstils bis zu 90 Jahre alt werden. Wir könnten frei von chronischen Krankheiten leben, die unseren Lebensabend sonst so elend machen können. Selbst wenn wir in unserer Familiengeschichte Fälle von Krebs und Herzerkrankungen haben, liegt der größte Teil unseres Schicksals in unseren eigenen Händen.

Unser Lebensstil, also wie wir schlafen, uns entspannen, ob und wie wir uns bewegen und was wir essen, bestimmt maßgeblich, wie alt wir werden, wie wir altern und woran wir erkranken. Ungeachtet dessen, wie wohl wir uns heute fühlen und wie alt wir gerade sind: Wir sollten umgehend beschließen, den so weit verbreiteten chronischen Leiden vorzubeugen. Treffen wir doch täglich die Entscheidung, was wir essen, wie wir schlafen und wie viel wir uns bewegen! Das zählt mehr, als wir denken. Eines Tages werden wir akzeptieren müssen, dass Vorbeugen die bessere Option ist, als endlos quälende Behandlungen ohne durchschlagenden Erfolg auf uns zu nehmen. Diese Alltagsentscheidungen im Hier und Jetzt sind die Voraussetzung dafür, wie wir altern, wie wir uns fühlen und wie wir am Ende sterben. In der westlichen Hemisphäre genießen wir das Privileg, diese Entscheidungen treffen zu können. Warum also sollten wir diese Chance verschenken?

Wir brauchen Entzündungen, um zu überleben. Entzündliche Prozesse durch Medikamente zu unterdrücken und damit das Potenzial des Immunsystems zu schwächen oder gar aufzuheben, kann ebenso tödliche Folgen haben, wie das Anheizen der Entzündungen durch Stressfaktoren. Gestörte Wundheilung, Infekte nach Tumorbehandlung sowie die Entwicklung von Metastasen, Allergien oder Autoimmunerkrankungen, sie alle haben eine entzündliche Komponente, wie bereits ausgeführt.

Es muss uns ernsthaft darum gehen, die regulatorischen und modulatorischen Fähigkeiten der Regulationssysteme des Organismus nicht zu zerstören. Das ist die Lektion, die wir lernen müssen und das ist die Lektion, die mich Biestmilch über viele Jahre gelehrt hat.

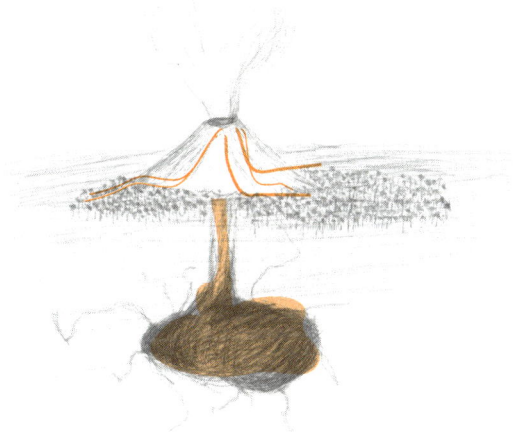

Leben braucht Wärme: Das Leben auf diesem Planeten ist ohne den heißen Erdkern undenkbar. Die Entzündung in uns ist mit dem Aufbau der Erde vergleichbar – nicht immer ausgeglichen und spannungsfrei.

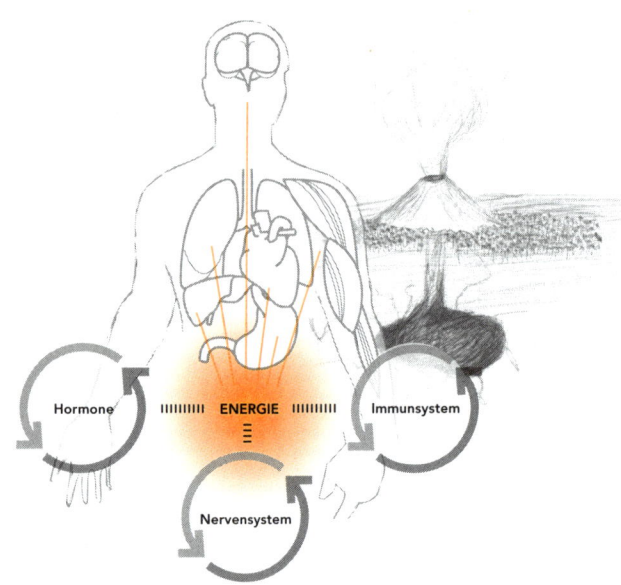

Eine Vielzahl von Stoffwechselprozessen erzeugen aus der Nahrung Energie, die jedoch ein Verteilernetz braucht. Das wird durch das Nervensystem, das Immunsystem und die Hormone gewährleistet. Diese Supersysteme regulieren den Energiefluss in unserem Körper. In der Hierarchie der Versorgung stehen Herz, Gehirn und Nieren an oberster Stelle. Im Fall von Krankheit oder Verletzungen gehört aber die Priorität dem Heilungsprozess.

Fragen des Lebensstils

Nähren durch essen

Die Qualität unseres Essens beugt der Entwicklung chronischer Entzündungen vor. Wenn bereits eine chronische Erkrankung als Diagnose feststeht, dann können wir diese mit nährendem Essen behandeln und damit unser Befinden verbessern.

Essen oder die große allgemeine Verunsicherung

Das Thema Essen wird heute von Heißhunger, Magersucht, Fresssucht, Bulimie, Angstzuständen und zahllosen Diäten begleitet. Viele von uns leiden beim Essen. Das Zählen der Kalorien, die Angst vor ungesunden Nahrungsmitteln, das verlorene Gefühl für Hunger und Sättigung, die Schönheitsideale vor dem geistigen Auge, die ständigen Minderwertigkeitsgefühle sind beim Essen stets präsent und verderben uns die Freude daran. Wir wissen zwar Bescheid über die Bedeutung von gutem Essen für unsere Gesundheit. Wir sind jedoch unsicher, wenn es um die Umsetzung dieses Wissens geht. Was wir essen und wie wir essen, beeinflusst unser Wohlbefinden, das ist uns allen bekannt. Magen und Darm sprechen jeden Tag zu uns und teilen uns auf ihre Art mit, ob uns das bekommt, was wir zu uns nehmen.

Weniger oder kaum bewusst ist uns die Wirkung unseres Speiseplans auf die Stoffwechsel- und Entzündungsprozesse in unserem Organismus. Ich versuche nun, mit Ihnen in die

Physiologie unseres Organismus einzutauchen. Nach welchen Kriterien sollen wir uns für oder gegen eine Diät, einen Speiseplan entscheiden, wenn wir unseren Körper und seine Reaktionen nicht kennen oder nicht interpretieren können? Ob Paleo, Trennkost, vegan, vegetarisch, ketogen, laktosefrei, glutenfrei, fettreduziert, fettreich: Dazu möchte ich keine Stellung nehmen, sondern Ihnen einfach nur ein paar Grundlagen mitgeben, von denen ich meine, dass Sie Ihre Entscheidung erleichtern werden.

Auch beim Essen spielen Körpergefühl und Selbstwahrnehmung eine zentrale Rolle. Ein feines Gefühl für uns selbst und unser Wohlbefinden ist meiner Ansicht nach der beste Weg aus dem Labyrinth der Diäten. Ich habe deshalb auch für das Essen einige Fragenkataloge konzipiert, die Sie bei Ihrer Selbstanalyse unterstützen können.

Fasten startet den Autophagieprozess in unseren Zellen

Seit 2016 der japanische Wissenschaftler Yoshinori Ōsumi für seine aufklärenden Arbeiten zur Autophagie in Hefepilzen den Nobelpreis für Medizin und Physiologie erhielt, ist das Fasten ins Licht der Naturwissenschaft gerückt. Fasten kann deshalb heute mehr denn je als Entschlackungs- und Entgiftungsprozess angesehen werden. Alle Zellen mit einem Zellkern vom Bakterium über Pflanzen bis hin zu den Säugetieren besitzen die Eigenschaft der Autophagie. Letztere beschreibt spezielle Abbau- und Recyclingprozesse zur Energiegewinnung und Regeneration der Zelle. Der Prozess setzt beim Menschen etwa nach 14 bis 16 Stunden ohne Kalorienzufuhr ein. Aus diesem Grund wird das intermittierende Fasten empfohlen.

Im Zustand der Autophagie entstehen in der Zelle doppelwandige Bläschen gefüllt mit Enzymen, die nicht mehr funktionstüchtige Zellbestandteile, aber auch Proteine von Mikroorganismen aufnehmen und abbauen. Es entsteht Energie, die zum Aufbau neuer intakter Funktionseinheiten in der Zelle verwendet wird. Die Zelle regeneriert und erneuert sich und überlebt Phasen der Nährstoffknappheit. Autophagie ist in Zeiten des Wohlstands und des Überflusses an Nahrung ein Reinigungsprozess, in Notzeiten eine Überlebensstrategie.

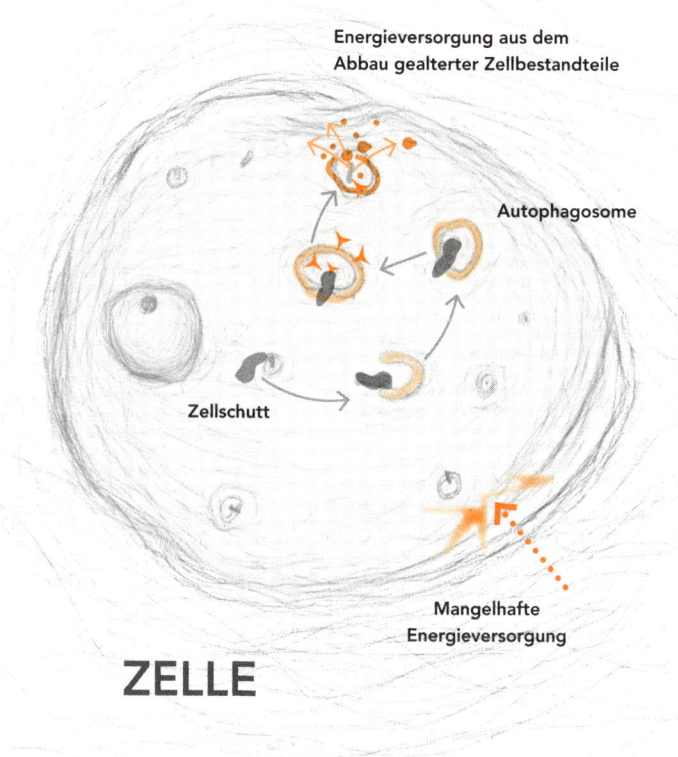

Autophagie: Wenn der Zelle zu wenig Energie zur Verfügung steht, hilft sie sich selbst. Sie bildet doppelwandige Bläschen (Lysosome) aus, die Enzyme enthalten. Diese Enzyme bauen zur Energiegewinnung nicht mehr funktionstüchtige Zellbestandteile ab. Die Zelle überlebt und reinigt sich zugleich.

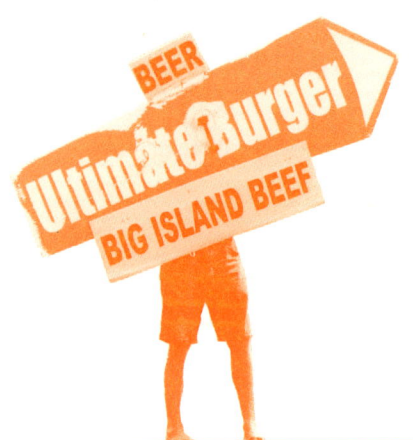

Checklist über mein Essverhalten

- Fühle ich mich mit meiner Art zu essen wirklich wohl?
- Wechsle ich immer wieder zu neuen Diättrends?
- Esse ich eigentlich gerne?
- Übe ich beim Essen ständig Zurückhaltung?
- Mache ich mich durch Kalorienzählen verrückt?
- Bin ich heikel?
- Esse ich zu viel?
- Habe ich Angst vor Fett und vermeide es, so gut es geht?
- Fühle ich mich zu dick oder zu hässlich?
- Neige ich zum Zunehmen?
- Ist mein Bauchumfang zu groß?
- Nimmt mein Taillenumfang zu?
- Werde ich schlecht gelaunt, wenn ich hungrig bin?
- Habe ich Heißhungerattacken?
- Macht mich das Mittagessen müde und schmälert es meine Leistungsfähigkeit?
- Esse ich gut gewürzt?
- Esse ich möglichst bunt?
- Faste ich regelmäßig?

Selbstbeobachtung: Verdauung

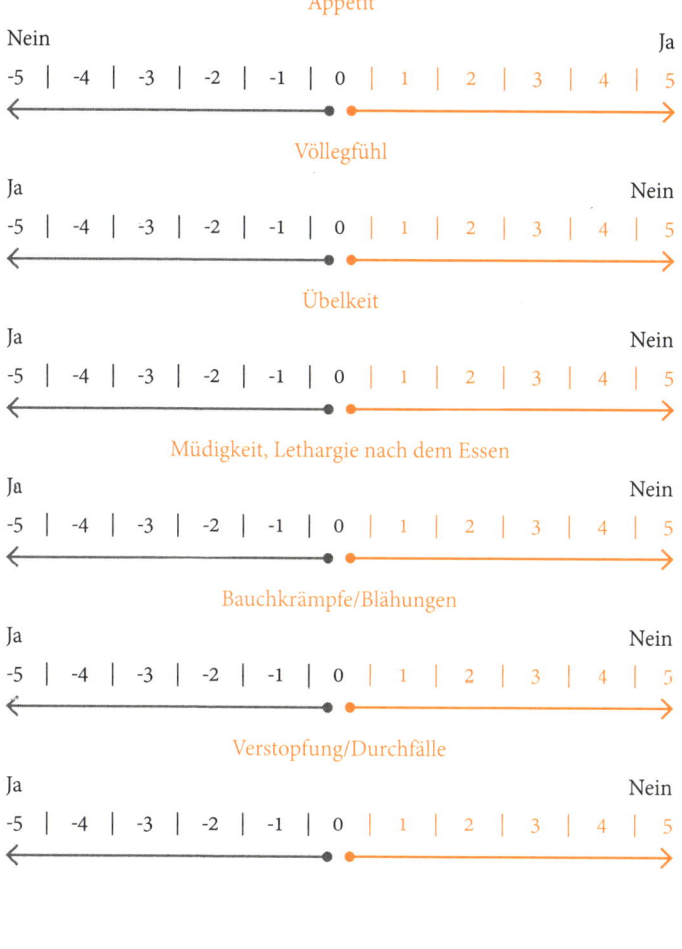

Appetit

Nein   Ja

-5 | -4 | -3 | -2 | -1 | 0 | 1 | 2 | 3 | 4 | 5

Völlegfühl

Ja   Nein

-5 | -4 | -3 | -2 | -1 | 0 | 1 | 2 | 3 | 4 | 5

Übelkeit

Ja   Nein

-5 | -4 | -3 | -2 | -1 | 0 | 1 | 2 | 3 | 4 | 5

Müdigkeit, Lethargie nach dem Essen

Ja   Nein

-5 | -4 | -3 | -2 | -1 | 0 | 1 | 2 | 3 | 4 | 5

Bauchkrämpfe/Blähungen

Ja   Nein

-5 | -4 | -3 | -2 | -1 | 0 | 1 | 2 | 3 | 4 | 5

Verstopfung/Durchfälle

Ja   Nein

-5 | -4 | -3 | -2 | -1 | 0 | 1 | 2 | 3 | 4 | 5

Stresspunkte		Freudepunkte		Gesamt	

Aufgrund dieser Fähigkeit der Zellen zur Selbstreinigung empfiehlt sich bei vielen chronischen Erkrankungen das Fasten. Es trägt zur Beruhigung eines chronisch-entzündlichen Zellmilieus bei, denn die Autophagie fördert im Gegensatz zur Energiegewinnung aus dem Stoffwechsel keine Entzündungsprozesse. Hiermit gleicht sie der Apoptose, dem Prozess, der im Organismus alte Zellen ohne Entzündungsprozess zum Verschwinden bringt. Die alten Zellen fallen wie im Herbst die Blätter vom Baum, ohne dem Organismus zu schaden.

Autophagie ist ein Reinigungsprozess zur Beseitigung alter Zellen.

Was können wir also durch Fasten erreichen? Die Zellen erholen sich und werden wieder sensibler für Insulin. Der Autophagieprozess kommt in Gang. Die Fettverbrennung wird gefördert. Braunes Fettgewebe wird aktiviert.

Meine eigene Geschichte war über Jahrzehnte durch einen sehr nachlässigen Umgang mit dem Essen gekennzeichnet. Meine Art zu essen glich mehr einem Stopfprozess, der den Hunger bändigen sollte. Dementsprechend kämpfte ich mit Gewichtsproblemen und Verdauungsstörungen. Mein Selbstbild war gestört. Ich fühlte mich immer zu dick, unabhängig davon, wie viele Kilos die Waage anzeigte. Heute habe ich meinen Weg gefunden. Da ich sehr gerne Brot esse, jedoch auf möglichst viele Kohlenhydrate verzichten möchte, backe ich mein eigenes Brot aus Mandelmehl. Mandelmehl hat fast keine Kohlenhydrate. Das hätte ich mir vor drei Jahren noch nicht vorstellen können. Ich und backen, undenkbar!

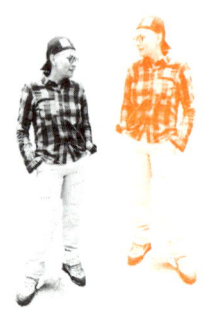

Selbstbeobachtung: Wie esse ich?

Wie viele Kalorien esse ich täglich?

weniger | 1000 | 1200 | 1400 | 1600 | 1800 | 2000 | 2200 | 2400 | 2600 | mehr

Wie hoch ist der Anteil an Fetten in meinem Speiseplan?

0 | 10% | 20% | 30% | 40% | 50% | 60% | 70% | 80% | 90% | 100%

Wie hoch ist der Anteil der Kohlenhydrate in meinem Speiseplan?

0 | 10% | 20% | 30% | 40% | 50% | 60% | 70% | 80% | 90% | 100%

Wie hoch ist der Anteil der Proteine in meinem Speiseplan?

0 | 10% | 20% | 30% | 40% | 50% | 60% | 70% | 80% | 90% | 100%

Mein Gewicht ist konstant.

Ich nehme zu.   Ich nehme ab.

Essen / Uhrzeit	00:00	01:00	02:00	03:00	04:00	05:00	06:00	07:00	08:00	09:00	10:0
Gemüse											
Wurzelgemüse											
Früchte											
Pilze											
Zucker											
Reis											
Kartoffeln											
Teigwaren											
Getreide / Müsli											
Schwarzbrot											
Weißbrot											
Schweinefleisch											
Rindfleisch											
Wild											
Geflügel											
Lammfleisch											
Fisch											
Meeresfrüchte											
Planzenöl, industriell											
Planzenöl, naturbelassen											
Tierische Fette											
Käse											
Sahne											
Milch											
Joghurt											
Süßigkeiten, zuckerfrei											
Süßigkeiten											
Limonade ml											
Saft ml											
Alkohol ml											
Wasser ml											
Kaffee											
Tee ml											

11:00	12:00	13:00	14:00	15:00	16:00	17:00	18:00	19:00	20:00	21:00	22:00	23:00

Essen zwischen Biologie und Biochemie

Wie wird aus Essen Energie? Wie entsteht eine Wahrnehmung, ein Gefühl, eine Bewegung und schließlich ein harmo-
nisches Ganzes, das wir als Leben bezeichnen? Diese Vorgänge
sind eng aneinander gekoppelt und scheinen doch so weit von
einander entfernt. Die einfachste Koppelung dieser Art ist,
dass eine Zelle einen Reiz aufnimmt, ihn verarbeitet und ihn
an eine andere Zelle sendet, in der eine Bewegung bzw. eine
Aktion angeregt wird. So koppeln sich Zellen zu einem Organismus. Unzählige Rückkoppelungsschleifen und Regelkreise
formen schließlich ein Ganzes.

Wenn wir uns die Frage beantworten wollen, wie Energie
entsteht, dann müssen wir herausfinden, wie aus biologischen
Prozessen wie z.B. der Verdauung oder der Atmung eine biochemische Reaktion wird, die dem Organismus durch zahllose Ionentransfers Energie zur Verfügung stellt. Wenn wir
tief genug graben, dann kommen wir über Millionen von
Zwischenschritten in den Mikrokosmos unserer Energieproduktion, dorthin wo Mitochondrien – die Kraftwerke in
den Zellen – ihre Arbeit tun. Diese kleinen Subjekte, die sich
außer in den roten Blutkörperchen in allen Zellen befinden,
verbinden Stoffwechsel und Stress-System, fein abgestimmt
wie das Spiel eines Orchesters. Sie sehen aus wie Bakterien
und waren es vor Jahrmillionen auch. Sie haben die Fähigkeit
entwickelt, Sauerstoff als Energiequelle zu nutzen und machen
ca. acht Kilogramm unseres Körpergewichts aus. Sie bilden
auch die Schnittstelle zwischen unserer Biologie und den biochemischen Reaktionen der unzähligen Ionentransfers. Das
Ergebnis ist Energie, die ihrerseits die Prozesse erhält, die
Leben möglich machen.

Essen ist zwar Energiezufuhr, doch hängt die Energie von
der Qualität unseres Essens ab. Was macht der Organismus
mit dieser Energie, was macht er mit dem Überschuss? Welche
biologischen Prozesse der Regulation werden durchlaufen?

Wann fühlen wir uns wohl, wann geht es uns schlecht, wann werden wir krank? Viele offene Fragen ohne stichhaltige Antworten.

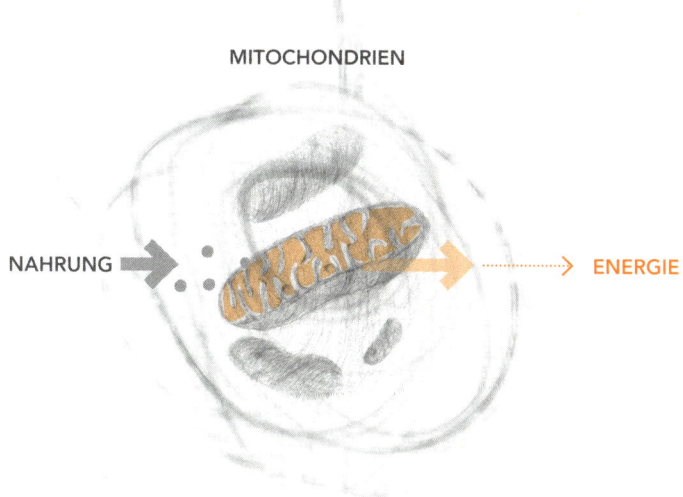

Mitochondrien, die Kraftwerke der Zelle: In den Mitochondrien wird aus einem biologischen Prozess eine biochemische Reaktion. Mittels Verbrennung (Oxidation) entsteht aus Sauerstoff und Nahrungsbestandteilen wie Fettsäuren und Zuckermolekülen Energie (energiereiche Phosphate). Puffersysteme fangen überschüssige reaktive Moleküle wie Sauerstoff- und Wasserstoffionen dieser Reaktionen ab: ein sensibles Gleichgewicht, das durch einseitige Ernährung und Stresseinflüsse wie chronische Krankheiten gestört sein kann. So werden auch die Entzündungen im Organismus verstärkt.

Essen für Wohlbefinden und ein langes Leben

Die Wissenschaft diskutiert viele Aspekte der Ernährung sehr kontrovers. Deshalb scheiden sich die Geister, wenn es ums Essen geht. Dieses Thema ist durch starke Emotionen und sehr wenig Wissenschaftlichkeit geprägt. Wie sich jeder von uns im Einzelfall ernährt, hat viel mit dem Selbstbild und der Vorstellung zu tun, wie wir glauben, dass unser Organismus funktionieren könnte. Aus diesem Grund gebe ich Ihnen ein paar Faustregeln mit, die sich aus den neuesten wissenschaftlichen Forschungen und meinen eigenen Erfahrungen ableiten.

Versuchen Sie es mit Selbstinitiative und sagen Sie sich: »Mein Ziel ist es, so zu essen, dass ich meinen Stoffwechsel trainiere, damit er auf meine Fettdepots zugreifen kann, um die nötige Energie bereitzustellen.« Denn ein einseitiger Speiseplan ist dem nicht zuträglich. Der Stoffwechsel gleicht dann eher einem Flussmündungsgebiet, in dem nur einige wenige Zuflüsse genutzt werden. Diese sind tief gefurcht, die Fließgeschwindigkeit ist hoch. Es bilden sich Schluchten aus. Andere Betten liegen brach, versanden oder verschwinden irgendwann ganz. Ein Stoffwechsel, der so aussieht, geht nicht mit Wohlbefinden einher.

Ein anderer Aspekt eines ausgewogenen vielfältigen Speiseplans ist, die Oxidationsprozesse im Organismus in Grenzen zu halten. Sauerstoff ist für uns einerseits lebensnotwendig. Er ist aber auch extrem toxisch und heizt – im Überschuss vorhanden – die Entzündungsprozesse in unserem Organismus an. Das wohlig warme Feuer der Entzündung wird zum ineffektiven kalten Feuer der chronischen Entzündung. Irgendwann – wenn auch nach Jahrzehnten – entwickelt sich daraus eine chronischen Erkrankung.

Die Oxidation oder Verbrennung ist eine chemische Reaktion unter der Verwendung von Sauerstoff. Auch eine Reaktion, in der einer Verbindung Wasserstoffionen entzogen werden, bezeichnet man heute als Oxidation oder Verbrennung. Ganz allgemein formuliert sind Oxidationen chemische Reaktionen, bei denen Wasserionen abgegeben und verschoben werden. Dadurch kann ein Ungleichgewicht entstehen und ein Milieu mit erhöhter Reaktionsbereitschaft (Reagibilität). Der Organismus besitzt Puffersysteme, um einen im Rahmen von

Stoffwechselprozessen entstandenen Überschuss an Wasserstoffionen aufzufangen. Wenn die Kapazitäten dieser Puffersysteme erschöpft sind, kommt es zur Anhäufung sogenannter freier Radikale (reaktive Sauerstoffverbindungen). Das Milieu der Zelle wird sauer und die sie umgebenden Entzündungen angefeuert. Das auf diese Art veränderte Zellumfeld schädigt oder vernichtet die Zelle. Dieser Mechanismus spielt bei allen chronischen Erkrankungen, ob im Nervensystem, in der Leber, im Muskel oder anderen Geweben ein wichtige Rolle.

Lebensmittel sollen uns nähren

Ich halte Ernährung für das Fundament, auf das unser Wohlbefinden, unsere Leistungsfähigkeit und generell unsere Fähigkeit aufbaut, uns an Umweltbedingungen anzupassen. Der Prozess des Kochens – aus Lebensmitteln Nahrung zu erstellen – hat uns über die Jahrtausende der Evolution zu dem gemacht, was uns Menschen heute ausmacht. Nicht nur die Gattung hat sich durch das Kochen verändert. Auch unser persönliches Schicksal wird durch die Art, wie wir uns nähren, wie wir essen, beeinflusst. Die Fähigkeit, zu kochen und aus Lebensmitteln Nahrung herzustellen, hat uns Menschen von Ort, Klima und Vegetation in hohem Maße unabhängig gemacht.

Was kennzeichnet die Lebensmittel, die uns nähren? Lebensmittel werden letztlich zu Nahrung, indem Lebendiges aus der Natur weiter verarbeitet wird. Das Lebensmittel wird dadurch essbar, haltbar und auch transportierbar, ein nicht zu unterschätzender Wert. Es wird ein ganzes Lebewesen, ein Teil davon oder seine Frucht verarbeitet. Wir essen Pflanzen und Tiere, beides lebende Organismen. Wir essen Eier, Käse, Kartoffeln, Mehl, trinken Milch, Saft etc., die von Lebewesen erzeugt wurden. Unser Essen ist immer eine Komposition, etwas, das sich aus vielen Komponenten zusammensetzt, egal, ob es sich um verarbeitete bzw. gekochte Speisen handelt oder um ein Lebensmittel, das wir roh genießen. Innerhalb des breiten Spektrums der Lebensmittel haben die Salze als Mineralien eine Sonderstellung. Sie bestehen meist nur aus wenigen unterschiedlichen Molekülen. Sie sind zwar ein wesentlicher Bestandteil unserer Kochrezepte. Man isst sie jedoch selten pur, denn für sich allein genommen, sind sie nicht gerade wohlschmeckend.

Nahrung ist immer komplex und vielfältig in ihrer Zusammensetzung. Essen ist niemals eine Monosubstanz. Die Art der Komposition, aber auch der Textur machen den Geschmack und auch ihre Effekte auf unseren Körper aus. Einzelsubstanzen wie Vitamine und die ganze Bandbreite von Nahrungsergänzungen (Aminosäuren, L-Carnitin, Folinsäure, die Vitamine E und D, Niacin, Glutamat, Kreatin, Eisen, Zink, Selen etc.) sind keine Gaumenfreude und werden deshalb zu Kapseln oder Tabletten verarbeitet,

Nehmen Sie möglichst keine Nahrungsergänzungsmittel. damit diese Monosubstanzen – allesamt Ergebnisse aus den Laboratorien der Lebensmittelindustrie – genießbar werden. Schaut man sich dazu in der Literatur um, ist der Wert dieser Nahrungsergänzungen für unser Wohlbefinden nicht eindeutig belegt und stetig im Wandel. Ich persönlich nehme keine Nahrungsergänzungsmittel, weil sie Monosubstanzen sind. Sie beruhen auf der Sichtweise, dass der Organismus ein Substitutionssystem ist. Ich sehe das ganz anders. Der Organismus ist ein Regulationssystem.

Wie ich bereits erwähnt habe, ist die Verarbeitung von Lebensmitteln oder das Kochen ein anspruchsvolles Handwerk. Man braucht Erfahrung, um ein gutes und auch gesundes Essen zuzubereiten, das Körper und Geist nährt und nicht schadet. Wir alle kennen die Fertiggerichte, die uns krank gemacht haben und dies immer noch tun. In unserer westlichen Kultur leiden wir erheblich unter schlechten Ernährungsgewohnheiten, die sich meist aufgrund falscher wissenschaftlicher Annahmen und Fehlinterpretationen von Studienergebnissen entwickelt haben. Man denke nur an die Heerscharen, die an Diabetes Typ 2 leiden.

Moleküle wie Vitamine oder Spurenelemente kann unser Organismus nicht selbst herstellen. Sie müssen über die Nahrung aufgenommen werden. Sie liegen in der Nahrung entweder in gebundener Form vor oder aber als ein Gemisch aus Formvariationen ein und desselben Moleküls.

Warum aber sind Einzelsubstanzen so problematisch? Die Resorption essenzieller Nahrungsbestandteile ist in gebundener Form durch die Nahrung weitaus besser. Durch die minimalen Unterschiede in der Position ihrer Atome/Ionen nehmen diese Moleküle verschiedene Formen an, ohne die biologische Wirkung, die sie im Körper entfalten, zu ändern. Diese kleinen Unterschiede sind so wichtig, da die Rezeptoren, die die Signale dieser Moleküle in die Zelle senden, ohne diese Variationen taub würden. Einzelsubstanzen verlieren deshalb nach einer bestimmten Zeit ihre Funktion. Aus diesen Gründen können Nahrungsergänzungsmittel sogar schädliche Wirkungen haben. Schlucken Sie diese nur, wenn Ihre Lebensumstände es nicht möglich machen, diese Substanzen mit dem Essen zu sich zu nehmen.

Kochen ist eine Kunst

Kochen ist eine Kombination aus Intuition und Erfahrung, eine Tradition, die von einer Generation an die nächste weitergegeben wird. Viele von uns wissen nur mehr wenig über die verschiedenen Zutaten und ihre vorbeugende Wirkung auf unser Wohlbefinden. Vieles vom selbstverständlichen Erfahrungsschatz vorheriger Generationen ist bereits verloren gegangen, den man aber für eine gute hochwertige Küche braucht. Die Unzahl an Beiträgen zum Thema Essen und Ernährung spiegelt die Bemühungen wider, dieses verlorene Wissen neu zu entdecken. Dieser Weg ist durch Fehleinschätzungen, falsche

Schlussfolgerungen und andere Irrtümer gekennzeichnet, ein ganz normales, nicht weiter erstaunliches Geschehen, wenn es darum geht, Erfahrungen zu sammeln. Um den chronischen Erkrankungen, die uns heute quälen, vorzubeugen oder sie zu behandeln, steht für mich aber unser Speiseplan im Zentrum. Nahrung kann ebenso heilen, wie sie krank machen kann.

Das ist keinesfalls ein einfaches Ansinnen, denn gute Lebensmittel können sich sehr schnell in schlechte Ernährung verwandeln. Wenn man beispielsweise aus Unwissenheit die Struktur und Form eines Lebensmittels zerstört, vermindert sich das nährende Potenzial und somit die heilende Wirkung auf Körper und Geist. Das klassische Beispiel für so einen Zerstörungsprozess sind die Fertignahrungsmittel.

Die Naturwissenschaften betrachten die Einzelsubstanzen, aus denen unsere Nahrungsmittel zusammengesetzt sind. Experimente werden im Reagenzglas durchgeführt, dann beim Tier fortgesetzt und schließlich sollen Feldstudien an Menschen die entsprechenden Annahmen untermauern. Anschließend werden von einzelnen Wissenschaftlern die Schlussfolgerungen gezogen. Bis heute fehlen in der Ernährungsforschung die eigens dafür definierten Bezugsrahmen und Hypothesen, die den Ausgangspunkt für die Forschungen bilden könnten.

Der Organismus ist kein Substitutions-, sondern ein Regulationssystem.

Wissenschaft und Ernährung haben keine definierte robuste Beziehung zueinander, sie ähnelt vielmehr einem beliebigen Aufeinandertreffen. Die Wissenschaft scheint nicht zu wissen, wie sie sich der Ernährung annähern soll und wie sie sich von den jahrtausendealten Erfahrungen befreien könnte.

Erforsche dich selbst

Die westliche Wissenschaft möchte der sogenannten Objektivität zuliebe die Erfahrung und den Beobachter aus ihren Untersuchungsansätzen herausdestillieren. Meiner Meinung nach ist das ein unmögliches Unterfangen, besonders wenn es um die Nahrung geht. Status quo ist derzeit, dass Forscher eine Substanz untersuchen und dann Schlussfolgerungen ziehen, die meist auf einer Assoziation und nicht auf einer Kausalität basieren. Wir, die Nicht-Experten, bleiben bei der Beurteilung von Forschungsergebnissen uns selbst überlassen.

Die Geschichte ist reich an trügerischen Schlussfolgerungen. Bis heute weiß die Wissenschaft nicht wirklich, wie Ernährung in all ihrer Komplexität zu erforschen ist. Die Lösung liegt dabei nicht in der Aufspaltung. Denn solange wir nicht wissen, welche Parameter oder Muster von Parametern wir berücksichtigen und messen müssen, um ein Studienkonzept zu entwickeln, das es uns ermöglicht, das entsprechende Kollektiv von Menschen auszuwählen, die statistischen Methoden zu bestimmen und die Komplexität angemessen zu reduzieren, müssen die Ergebnisse, mit denen wir konfrontiert werden, als vorübergehend und flüchtig angesehen werden. Bis jetzt bleiben wir mehr oder weniger uns selbst und unseren Erfahrungen überlassen. Das Motto lautet also trotz aller Wissenschaft noch immer: Erforsche dich selbst!

Wissenschaft und Ernährung haben keine definierte robuste Beziehung zueinander.

Vertrauen wir Arzneimitteln mehr als Lebensmitteln? Im Nahrungsmittel- und Ernährungsbereich ist Marketing oft stärker als jede Wissenschaft. Wissenschaft und Werbung vermischen sich auf undurchsichtige Weise. Zu den Quellen des Wissens vorzudringen, ist uns kaum noch möglich. Wir müssen deshalb lernen, mehr auf unsere eigene Erfahrung zu vertrauen und uns selbst zu erforschen. Wir vergessen allzu häufig, dass unser Essen unser Wohlbefinden bestimmt und nicht unsere Arzneimittel. Wenn ich also weiß, wie ich essen muss, damit ich mich gut, frisch und fit fühle, dann bin ich auf dem richtigen Weg. Da die Auswahl an Lebensmitteln so unüberschaubar geworden ist, habe ich einige Richtlinien zusammengestellt, die mir helfen, mich im Labyrinth der Angebote nicht zu verheddern.

Ein Blick in meine Küche

Mein Gewürzregal ist übervoll. Von Rosmarin, Thymian, Orgeno, Majoran, Kurkuma, Koriander, Currymischungen, Chili, Ingwer, Knoblauch bis hin zu Fenchelsamen und Kreuzkümmel versammelt sich dort alles. Es malt sich zeitweise ein etwas chaotisches Bild. Natürlich enthält meine Vorratskammer diese Gewürze nicht nur in getrockneter, sondern auch in frischer Form, wenn sie denn verfügbar sind. Alle diese Gewürze sind bekannt dafür, dass sie unseren Stoffwechsel beeinflussen und damit auch die Entzündung in unserem Organismus. Wenn ich Ihnen einen Rat geben darf, dann verwenden Sie Gewürze großzügig.

Da ich keine Angst vor Fett habe, verwende ich von Butterfett über Schweineschmalz, Olivenöl und einem bunten Fächer an Nussölen alles, außer industriell verarbeitete Fette. Zucker und andere Kohlenhydrate meide ich, das heißt, ich esse nicht mehr als 20 bis 50 Gramm täglich. Brot, Kartoffeln, Reis und Nudeln fehlen auf meinem Speiseplan.

Ein anderer Eckpfeiler in meiner Küche ist die Biestmilch (Seite 18). Ein einzigartiges kraftvolles Lebensmittel mit einzigartigen Wirkungen. Ich nehme sie jeden morgen und das seit bald 20 Jahren. Ich beuge damit der Entwicklung chronischer Entzündungen vor.

Das Verlangen nach Nahrungsmitteln

Nahrungsmittel beeinflussen die Appetitregulation. Der komplexe Kreislauf der Kommunikation zwischen den Stoffwechselprozessen, dem Stress-System und den Nervenzentren erzeugt das Gefühl, hungrig oder satt zu sein, von Geschmack und dem Verlangen nach mehr bis hin zum Suchtverhalten. Es ist ein sensibles Gleichgewicht und ein kompliziertes System, das wir noch nicht durchschauen. Deshalb sind wissenschaftliche Erkenntnisse schnell überholt und die Sichtweisen einseitig. Zucker und andere Kohlenhydrate beeinflussen offensichtlich die neurobiologische Komponente dieser Regulation.

Es mag wohl stimmen, dass Zucker glücklich macht, Schokolade antidepressiv wirkt und Salz das Verlangen nach mehr Salz erzeugt, da sie über unser Nervensystem Einfluss auf unsere Stimmung nehmen. Es handelt sich also um eine neurobiologische Wirkung von Kohlenhydraten bzw. Salz und nicht um eine Stoffwechselwirkung. Ob es das uns bekannte Belohnungssystem im Gehirn ist, das diese Abhängigkeit hervorbringt, ist nicht bewiesen und wird von Forschern bereits wieder in Frage gestellt. Jedenfalls sind Übergewicht und Fettleibigkeit mehr als ein Ergebnis von zu viel essen.

Ein Plädoyer für das Fettgewebe

Stoffwechsel, Gefäße, Immunsystem, Nervensystem und Hormone bilden im Organismus ein hochkomplexes Kommunikationssystem. Das Fettgewebe befindet sich erst seit kurzer Zeit in diesem erlauchten Kreis der Akteure. Es nimmt eine sehr bedeutsame Stellung bei der Regulation von Gewicht, Entzündung und Stress ein. Fettleibigkeit hingegen ist ein Zeichen für ein Ungleichgewicht im Energiehaushalt und dem sich daraus ergebenden breiten Spektrum der Regulationsstörungen.

Fettgewebe kann weiß sein und es kann braun sein. Uns ist bekannt, dass Babys braunes Fettgewebe besitzen und dass Neugeborene aufgrund dieser braunen Fettzellen nicht frieren, wenn sie das Licht dieser kalten Welt erblicken. Die braunen Fettzellen erzeugen Energie in Form von Wärme, das weiße Fettgewebe bildet eine Schnittstelle der Regulation.

Nach neuesten Untersuchungsergebnissen ist das Fettgewebe ein sehr dynamisches Gebilde. Auch wir Erwachsene haben braunes Fett und können es aktivieren. Vor allem das Fett im Inneren unseres Brustkorbs ist braun. Fettgewebe kann wohl alle Übergangszustände zwischen braun und weiß annehmen. Weißes Fettgewebe besteht aus Arbeitszellen, die wie schon erwähnt eine breite Palette an die Entzündung fördernden und auch hemmenden Substanzen freisetzen. Zudem sind diese Fettzellen integraler Bestandteil der Stoffwechselregulation. Vom Organismus erzeugte Energie wird in den Fettzellen als Fett gespeichert. Sie lassen uns zwar mit der Zeit fettleibig erscheinen, sind aber nicht die Wurzel des Übels. Wenn wir uns an die Ursachen unseres Übergewichts herantasten möchten, müssen wir uns einmal mehr den Regulationsprozessen zuwenden, die unseren Organismus im Gleichgewicht und am Leben erhalten.

Ich habe als Mädchen zehn Jahre lang klassisches Ballett getanzt und mindestens vier bis sechs Stunden trainiert. Das Körpergewicht war immer ein Thema. Nach den Ferien hieß es stets: »Wieder zugenommen?« So begann meine Karriere mit Diäten. Ich erinnere mich gut, dass ich die Kohlenhydrate weggelassen habe. Ich aß Käsestückchen mit Butter, Wurst ohne Brot oder Fleisch ohne Sättigungsbeilage, wie mein lieber Vater zu sagen pflegte. Heute, da ich mich mit dem Thema Fett intensiv beschäftige, erinnere ich mich wieder lebhaft an diese Zeiten. Irgendwann änderte sich meine Sicht und ich begann Fett zu meiden. Seit zwei Jahren esse ich wieder Fett ohne Angst davor, dick zu werden.

Braunes Fettgewebe ist hochaktiv und erzeugt in uns das Gefühl der Wärme, auch wenn es draußen halt ist. Ich habe das selbst in der Kälte Islands ausprobiert, es funktioniert! Die braune Farbe entsteht durch die vielen Mitochondrien, die in diesen Zellen dicht gestapelt, aber nicht aneinander gekoppelt liegen. Sie erzeugen durch Oxidation

100 Kalorien gegessener Kekse machen mich bei weitem dicker als 100 Kalorien genossener Lachs.

(Verbrennung) von Fett und Kohlenhydraten Wärme. Das braune Gewebe trägt so zum Gleichgewicht unseres Energiestoffwechsels bei. Dieser Verbrennungsprozess scheint im Gegensatz zu weißem Fettgewebe den Entzündungsstatus unseres Organismus nicht zu beeinflussen.

Die Forschungen stehen hier noch am Anfang. Wir wissen wenig darüber, wie das braune Fettgewebe zum Beispiel mit der Muskulatur und der Leber kommuniziert, die ebenfalls maßgeblich in die Regulation unseres Energiehaushaltes eingebunden sind. Dennoch erwähne ich es, denn es erscheint mir sinnvoll zu wissen, dass auch Erwachsene vom braunen Fettgewebe profitieren und es sogar trainieren können.

Atmen, Fasten, Ketone oder das Hormon Glukagon aktivieren braunes Fettgewebe. Insulin ist das wichtigste Gegenspielerhormon und führt bei uns, deren Soffwechselregulation beinahe ständig mit einem Überangebot an Nährstoffen konfrontiert ist, zu Insulinresistenz, Übergewicht, Fettleibigkeit und anderen auf chronischen Entzündungen beruhenden Erkrankungen.

Fettgewebe zwischen Stoffwechsel und Entzündung

Alle Säugetiere verbrennen Fett. Es ist die Energiequelle Nummer eins, nachhaltig und effizient. Vor ungefähr 60 Jahren hat jedoch ein trauriger Paradigmenwechsel begonnen, den ich exemplarisch durch zwei Sätze aus zwei unterschiedlichen wissenschaftlichen Publikationen aufzeigen möchte. Mit dem

Cholesterin begann die Diabolisierung von Fett und die maß-
lose Überschätzung der Bedeutung der Kohlenhydrate. Aus
dem Jahr 1963, aus dem British Journal of Nutrition: »Jede
Frau weiß, dass Kohlenhydrate dick machen. Diese Feststellung gehört zum Allgemeinwissen. Nur wenige Ernährungs-
wissenschaftler würden dem wohl widersprechen.« Aus dem
Jahr 1994, aus dem American Journal of Physiology: »Fettleibigkeit kann als eine Kohlenhydratmangelerkrankung angesehen werden. Mehr Kohlenhydrate anstelle von Fett zu sich
zu nehmen, ist der geeignete diätetische Schritt einer thera-
peutischen Gesamtstrategie.« Seit sich letztere Feststellung
durchgesetzt hat, sind wir dicker und kränker geworden. Die
auf chronischen Entzündungen gedeihenden chronischen
Erkrankungen breiten sich aus wie ein Lauffeuer. Ist es nicht
erstaunlich, wie sich die Wissenschaft und ihre Sicht auf den
Organismus im Lauf der Jahre, Jahrzehnte und Jahrhunderte
verändert? Man war vor nicht allzu langer Zeit noch der Meinung, dass Nervenzellen und Nervengewebe keinerlei Potenzial zur Regeneration besäßen, auch die Muskelzelle wurde als
nicht vermehrungs- und anpassungsfähige Zelle beschrieben.
Noch in den 1970ern war man überzeugt davon, das Neugeborene kein Schmerzempfinden hätten.

Die Einstellung zum Fett und Fettgewebe ist, wie man den
Zitaten entnehmen kann, seit 50 Jahren einem ständigen
Wandel unterworfen. Noch im 19. Jahrhundert wurde Dia-
betikern empfohlen, fettreich und kohlenhydratarm zu essen.
Heute behandeln wir die Zuckerkrankheit mit Zucker und
Kohlenhydraten. Klingt das nicht abstrus?

Als Schönheitsideal gilt spätestens seit Twiggy in den
1960ern, dass nur mager schön ist. Wir alle leiden, und die
Diäten bauen auf unserem Leid auf. Die Medizin betrachtet
Fett nicht nur als hässlich, sondern generell als gesundheits-
gefährdend. Dabei wird alles – das Fett, das Fettgewebe, das
Cholesterin, das Übergewicht und die Fettleibigkeit – in einen
großen Topf geworfen. Mode und Medizin haben sonst wahr-

lich wenig gemein, aber was das Fett betrifft, stehen sie Seite an Seite, ein teuflischer Verstärkungsprozess. Medien, Ökonomie und Politik ergänzen das tödliche Gebräu der Verteufelung von Fett.

Doch die Fettzellen und das Fett, das in ihnen gespeichert wird, verdienen ganz und gar nicht, in diesem Licht zu erscheinen. Sehr langsam beginnt der Rehabilitationsprozess. Ich freue mich zu beobachten, dass sich Wissenschaftler aufgrund der Experimente und Studien gezwungen sehen, die Mauern, die sie selbst im Körper errichteten, wieder niederzureißen. Sie müssen zunehmend erkennen, dass die von ihnen einmal gezogenen Grenzen den Forschungsergebnissen nicht nur nicht mehr entsprechen, sondern die Arbeiten sogar behindern. Die alten Modelle eignen sich nicht mehr dazu, den Körper zu untersuchen. Die Trennung zwischen Nerven- und Immunsystem ist bereits gefallen, nun auch die zum Fettgewebe.

Fettgewebe im Zentrum der Stoffwechselregulation

Das Fettgewebe ist nicht nur ein Energiespeicher, sondern ein sehr aktives Organ, das Hormone und Immunfaktoren produziert. Außerdem setzen die Fettzellen ein breites Spektrum an löslichen Botenstoffen frei, die bei der Regulation von Appetit und Gewicht eine zentrale Rolle spielen. Leptin ist eine der Substanzen, die – eingebaut in ein dichtes Netz von Regelkreisen und Rückkoppelungsschleifen – unser Essverhalten steuert. Das Fettgewebe schlägt eine Brücke zum Immunsystem, zum zentralen Nervensystem und zum Stoffwechsel. Es ist ebenso ein Bindeglied wie eine Pufferzone der Regulation zwischen Stoffwechsel und den unterschwelligen Entzündungsprozessen. Es ist für unser Wohlbefinden unersetzlich. Wogegen Fettleibigkeit – das Phänomen einer Regulationsstörung und eines Ungleichgewichts im Energiebedarf – ohne Zweifel ungesund ist und chronisch krank macht.

Eine ganze Reihe wissenschaftlicher Arbeiten belegen, dass es sich beim Fettgewebe um ein aktives lebendiges Organ handelt, das einen wesentlichen Teil unseres Organismus ausmacht. Die Fettzelle produziert und setzt eine Vielzahl an Hormonen und Kleinsteiweißsubstanzen (Peptiden) frei, die bei allen Regulations- bzw. Kommunikationsprozessen in den Organen und zwischen diesen, in den Zellen und zwischen den Zellen, ungeachtet der Funktion eine unverzichtbare Stellung einnehmen. Wissenschaftler haben molekulare Signalwege entdeckt, die das Fettgewebe und das Immunsystem miteinander verknüpfen. Sie fanden heraus, dass viele aktive Moleküle, die bisher nur dem Immunsystem zugeschrieben wurden, auch von den Fettzellen freigesetzt werden.

Wie in allen komplizierten Systemen passieren auch in unserem Organismus ständig Fehler. Signale gehen verloren, werden fehlinterpretiert oder aber einfach nicht mehr gehört. Fettleibigkeit ist die Folge solcher Fehler auf verschiedenen Ebenen. Übergewicht kann das erste Zeichen für eine Fehlregulation des Stoffwechsels sein. Es ist spätestens dann an der Zeit, seine Essgewohnheiten zu hinterfragen, um nicht chronisch zu erkranken. Wenn wir erst einmal die nächste Stufe, die Fettleibigkeit, erreicht haben, ist der Krankheitsprozess angestoßen. Bluthochdruck, Diabetes Typ 2 und Insulinresistenz sind meist schon nachweisbar.

Die Einstellung zu Fett und Fettgewebe ist seit 50 Jahren einem Wandel unterworfen.

Das Thema der zahllosen Diäten und ihrer Sinnhaftigkeit aufzugreifen und zu diskutieren, sprengt den Rahmen dieses Buches. Doch die krankmachenden Aspekte der Fettleibigkeit haben sehr viel mit der Qualität unserer Ernährung und den Wechselwirkungen von Fettgewebe und Immunsystem zu tun. Fettgewebe und Immunsystem kommunizieren eng miteinander, denn wie sollte sonst das Immunsystem als Energieverteiler fungieren, vor allem dann wenn es darum geht, einen Heilungsprozess zum Abschluss zu bringen. Durch Fettleibigkeit erhöht sich die Freisetzung entzündlicher Moleküle. Die Folge: Der unterschwellige entzündliche Zustand unseres Organismus wird messbar. Der erste Schritt zur chronischen Entzündung ist also vollzogen. Diese Entzündungsprozesse schädigen die Gefäße. Im entzündlichen Milieu verändert sich deren Durchlässigkeit. Zellen wandern ins Gewebe, die sonst dort nicht zu finden wären. In den entzündlich veränderten Gefäßwänden lagern sich Moleküle ab, die letztendlich zur Arteriosklerose und je nach genetischer Disposition zu anderen chronischen Erkrankungen führen können. So entsteht aufgrund der Entzündung und der Stoffwechseldynamik in den Geweben des Organismus ein saures Milieu. Und gerade Letzteres wird maßgeblich durch unsere Ernährung bestimmt. Durch die lebensnotwendigen Verbrennungsvorgänge werden zu viele hoch reaktive Sauerstoffverbindungen frei, die jede Zelle schädigen können, wenn die Pufferkapazitäten erschöpft sind.

Fettgewebe und Immunität sind eng verknüpft

Das Fettgewebe besitzt Eigenschaften, die die Entzündung fördern, hemmen und modulieren. Bis heute wurden mehr als 100 Moleküle (Peptide und Proteine) identifiziert, die dabei mitwirken. Diese Moleküle können immunologisch, metabolisch und neurologisch aktiv werden. Ihre Formen sind sehr plastisch, deshalb entfalten sie ihre Wirkungen über Systemgrenzen hinweg. Wiederum ein Beispiel mehr, das belegt, dass der Organismus nur eine Sprache spricht. Aber Vorsicht! Wir sollten uns unseren Körper nicht als starres Gerüst nach dem Schlüssel-Schloss Prinzip vorstellen. Alle Molekülverbindungen sind flexibel, plastisch, dynamisch und formenreich. So kann ein Molekül ein anderes ersetzen und dementsprechend Fehler kompensieren. Wäre dem nicht so, könnte Leben nicht fortbestehen.

Das Spektrum der Werte, die wir bei Stoffwechselstörungen messen können, unterstreicht die Position des Fettgewebes als Schnittstelle zwischen den großen Systemen der Regulation und dem Stoffwechsel. Erhöhungen von C-reaktivem

Protein, Tumor-Nekrose-Faktor alpha oder Interleukin-6 werden deshalb häufig auch dann gemessen, wenn Stoffwechselerkrankungen wie z.B. eine Insulinresistenz, ein Diabetes Typ 2, Fettleibigkeit oder ein metabolisches Syndrom vorliegen. Intaktes Fettgewebe trägt nämlich dazu bei, den Körper energetisch im Gleichgewicht zu halten.

Es ist nicht das Fett, das fett macht, sondern das viele Essen von Fertignahrungsmitteln.

Auf diese Weise ist es auch an der Kontrolle der Entzündungsprozesse beteiligt. Zu viel Fettgewebe zerstört dieses Gleichgewicht ebenso wie zu wenig. Daher ist Fettgewebe äußerst wichtig für das Wohlbefinden, die Energieversorgung und für eine intakte Funktion des Immunsystems. Besonders im Rahmen von Ausdauerleistungen wird dies deutlich.

Es ist nicht das Fett, das fett macht, sondern das zu viele Essen, vor allem von Fertignahrungsmitteln und Kohlenhydraten und hier speziell von Zucker. Fettleibigkeit hingegen führt zu einer systemischen Entzündung, welche die Gefäße und den Stoffwechsel schädigt. Aber auch der Mangel an Fettgewebe tut dem Organismus nicht gut. Immundefekte und Stoffwechselstörungen sind die Folgen. Es dreht sich prinzipiell alles darum, den Organismus in der Balance zu halten, was eine große Herausforderung für jeden von uns ist. Wir sollten also das Ganze sehen und nicht nur die Einzelteile. Es ist daher notwendig, unsere Einstellung gegenüber dem Fettgewebe zu überdenken. Höchste Zeit, Fett zu entdämonisieren!

Insulin im Mittelpunkt der Gewichtsregulation – ein Steckbrief

Insulin ist ein Hormon mit sehr großem Einfluss auf unseren Stoffwechsel. Sein Gegenspieler ist das Glukagon. Beide werden in den Betazellen der Bauchspeicheldrüse produziert und freigesetzt. Beinahe alle Zellen unseres Organismus tragen Insulin- und Glukagonrezeptoren, wenngleich von unterschiedlicher Dichte. Die Muskelzelle ist dicht mit Insulinrezeptoren besetzt, hat jedoch kaum Glukagonrezeptoren. Die Muskulatur ist neben der Leber der größte Glykogenspeicher des Organismus. Für alle Säugetiere ist Insulin überlebensnotwendig, denn es hält den Blutzuckerspiegel konstant. Insulin ist das wichtigste Hormon der Blutzuckerregulation. Zucker in zu großen Mengen ist toxisch für unsere Zellen. In unserem Blut zirkulieren »nur« ca. zwei Teelöffel oder genauer vier Gramm Glukose.

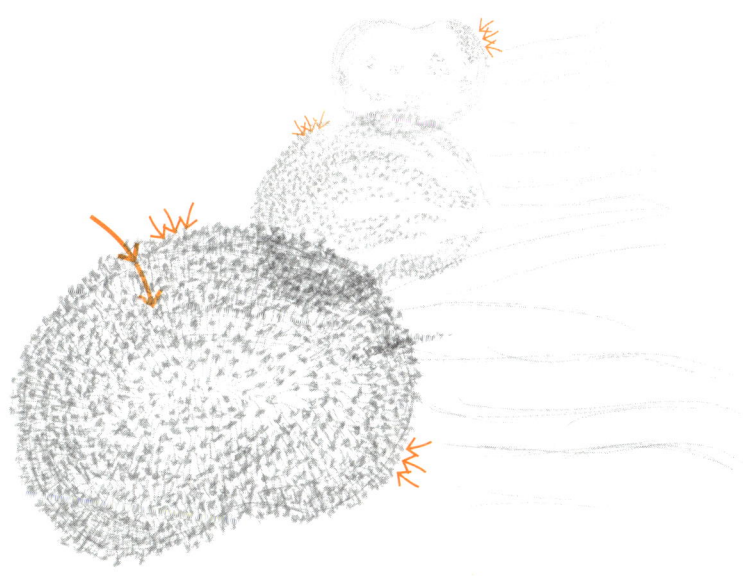

Insulinresistenz: Wenn die Rezeptoren einer Zelle ständig von Signalen überflutet werden, dann antwortet die Zelle irgendwann nicht mehr. Ihre Rezeptoren werden taub, ähnlich wie unser Ohr, wenn es dauerhaft demselben Ton ausgesetzt ist. Wenn durch die Menge an Zucker (Kohlenhydraten), die wir zu uns nehmen, ständig Insulin freigesetzt werden muss, um den Blutzuckerspiegel konstant zu halten, dann reagieren die Zellen bei vielen von uns nicht mehr auf den Insulinreiz. Wir sind dann resistent gegenüber Insulin und leiden an Diabetes Typ 2.

Selbstbeobachtung: Essen

Ich sorge mich um meinen Cholesterinspiegel.

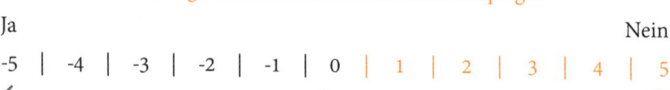

Ich esse Fett, weil mich fett ebenso wenig fett macht wie Spinat grün.

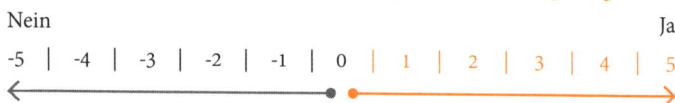

Ich nehme keine Nahrungsergänzungen, ich nehme nur komplexe Substanzen wie Lebensmittel zu mir.

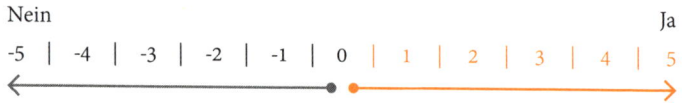

Ich esse bunt und gut gewürzt. Damit esse ich nicht einseitig und rege meinen Stoffwechsel an.

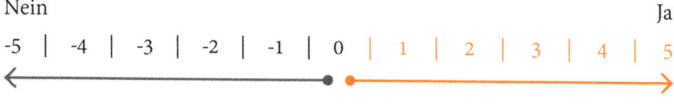

Ich vermeide Fertignahrungsmittel.

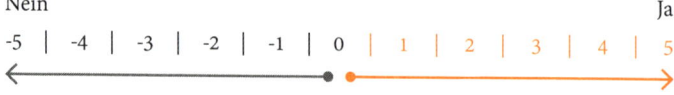

Ich esse sehr wenig Zucker oder andere Kohlenhydrate.

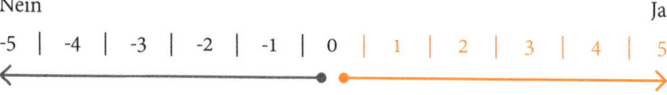

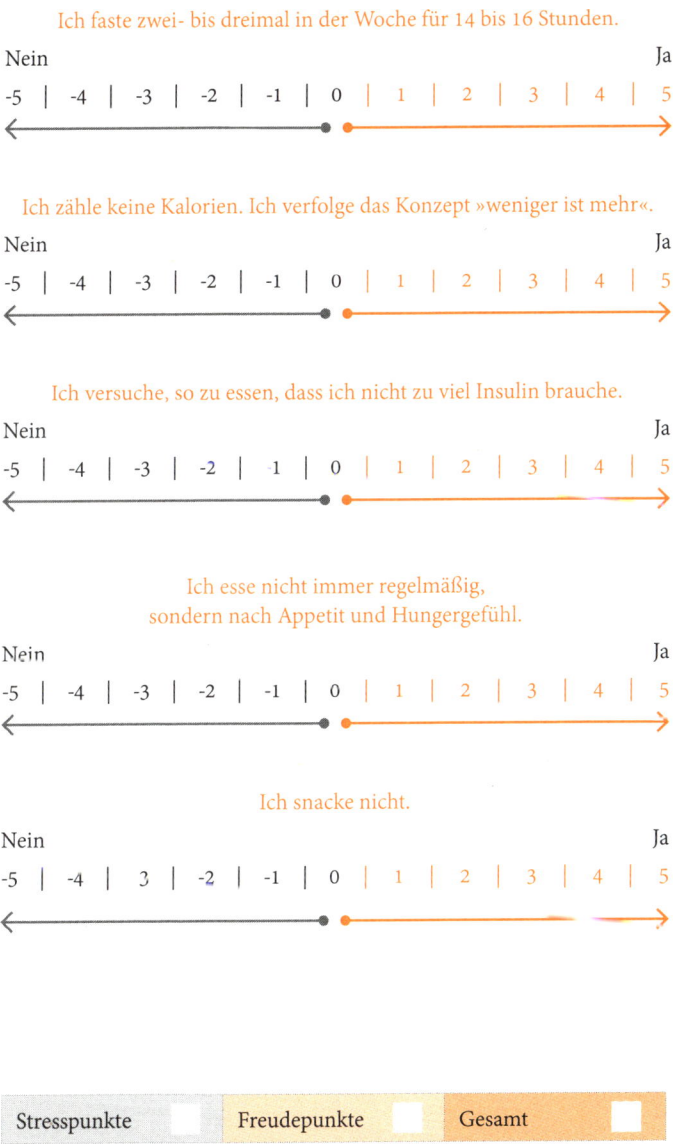

Ich faste zwei- bis dreimal in der Woche für 14 bis 16 Stunden.

Nein   Ja

-5 | -4 | -3 | -2 | -1 | 0 | 1 | 2 | 3 | 4 | 5

Ich zähle keine Kalorien. Ich verfolge das Konzept »weniger ist mehr«.

Nein   Ja

-5 | -4 | -3 | -2 | -1 | 0 | 1 | 2 | 3 | 4 | 5

Ich versuche, so zu essen, dass ich nicht zu viel Insulin brauche.

Nein   Ja

-5 | -4 | -3 | -2 | -1 | 0 | 1 | 2 | 3 | 4 | 5

Ich esse nicht immer regelmäßig,
sondern nach Appetit und Hungergefühl.

Nein   Ja

-5 | -4 | -3 | -2 | -1 | 0 | 1 | 2 | 3 | 4 | 5

Ich snacke nicht.

Nein   Ja

-5 | -4 | 3 | -2 | -1 | 0 | 1 | 2 | 3 | 4 | 5

Stresspunkte   Freudepunkte   Gesamt

107

Insulin macht fett

Insulin entscheidet über unser Körpergewicht. Denn bei einem Überangebot an Glukose (Blutzucker) sorgt das Insulin dafür, dass die Glukose in die entsprechenden Speicherorgane abtransportiert wird. Dazu gehören Muskulatur und Leber. So können ca. 400 Kalorien gespeichert werden.

Aber was geschieht mit dem Rest? Der Rest gelangt als Überschuss in die Fettzellen. Es ist das Insulin, das dafür sorgt, dass der Überschuss an Glukose in den Fettzellen als Triglyceride gespeichert wird. An dieser Stelle beginnt der Prozess des Dickwerdens. Je mehr Kohlenhydrate den Blutzuckerspiegel unter Druck setzen, umso mehr Insulin muss freigesetzt werden. Aber leider verlieren die Zellen mit der Zeit ihre Sensibilität für Insulin. Die Rezeptoren werden durch den ständigen Reiz taub. Das gilt beinahe für jeden Zweiten von uns. Wir sprechen hier von Insulinresistenz. Erst entsteht eine prädiabetische, dann ein diabetische Stoffwechsellage mit allen bekannten Konsequenzen. Dieser Zustand des Stoffwechsels führt auch dazu, dass Sie nicht abnehmen. Die Fettspeicher können aufgrund des ständig erhöhten Insulinspiegels nicht abgebaut werden.

> Glykogen ist die Speicherform der Kohlenhydrate. Es sind aneinander gekettete Zucker- bzw. Glukosemoleküle.

Glykämischer Index

Diese Zahl sagt Ihnen, wie viel Insulin ein Nahrungsmittel freisetzt. Je niedriger dieser Index ist, desto weniger Insulin wird gebraucht, um den Blutzuckerspiegel konstant zu halten. Blutzuckerspitzen provozieren die Insulinfreisetzung. Der Spiegel im Blut fällt rasch ab. Sie haben wieder Hunger oder eine Attacke von Heißhunger. Fertignahrungsmittel und Kohlenhydrate wie Zucker und Getreide benötigen sehr viel Insulin. Fette benötigen kein Insulin.

Melatonin – ein Hormon aus der Hypophyse und den Fettzellen

Melatonin ist ein sehr spannendes Molekül. Es findet meiner Ansicht nach zu wenig Beachtung. Auch ich hätte es beinahe vergessen. Es ist ein uraltes Hormon und kommt in allen lebenden Organismen von der Pflanze bis zum Menschen vor und nimmt eine zentrale Position im Stoffwechsel ein. Die Energieverteilung, die Regulation des Körpergewichts und unsere innere Uhr, der zirkadiane Rhythmus des Organismus, werden maßgeblich durch Melatonin gesteuert. Insulin kann ohne Melatonin seine Wirkungen nicht entfalten. Letzteres unterstützt den Wandel des Fettgewebes von weiß zu braun. Licht stoppt die Melatoninproduktion. Eine gestörte Melatoninfreisetzung, wie sie im Alter, bei Schichtarbeit oder durch die Lichtverschmutzung unserer Umwelt vorkommt, kann zu Insulinresistenz, Schlafstörungen und Stoffwechselstörungen wie Fettleibigkeit führen.

Erholsamer Schlaf

Guter Schlaf ist sehr wichtig für unser Wohlbefinden, wenngleich den Wissenschaftlern noch nicht so ganz klar ist, was während des Schlafes genau geschieht. Was jedoch zweifelsfrei feststeht ist Folgendes: Unsere innere Uhr, die in jeder Zelle unseres Organismus schlägt und sich am Tageslicht orientiert, ist eng mit unserem Schlafverhalten verknüpft. Daraus ergibt sich für jede Zelle, jedes Organ und Organsystem ein Tag-Nacht-Rhythmus. Bei Schlafstörungen sind unsere innere Uhr und unser Schlaf entkoppelt. Damit entsteht eine Art Chaos in unserem Körper. Das Stress-System kann den Gleichgewichtszustand, den wir für unser Wohlbefinden brauchen, nicht mehr herstellen. Dadurch können die Entzündungen, die immer in uns sind, chronisch werden und schließlich zu chronischen Erkrankungen führen. Schlechter Schlaf kann also Stoffwechselstörungen wie Übergewicht, Diabetes und metabolisches Syndrom zur Folge haben. Auch Depressionen werden mit Schlafstörungen in Verbindung gebracht.

Die Statistik sagt, dass 25 bis 30 Prozent der Menschen an Schlafstörungen leiden. Wie aber kann ich einen Schlafrhythmus finden, der mir guttut? Wie kann ich morgens frisch und unternehmungslustig aufwachen, anstatt mich völlig zerschlagen aufzurappeln?

Vielleicht hilft Ihnen Folgendes: Sich besinnen, einen Ort der Ruhe finden, tief und bewusst atmen. Abends in frischer Luft spazieren gehen. Das weiche gelbe Licht des Morgens wenn möglich genießen. Zu Hause darauf achten, dass die Lampen Licht aus dem roten und nicht aus dem blauen Bereich des Farbspektrums geben. Vielleicht hören Sie auch gerne Musik, die Sie beruhigt und Zeit und Raum vergessen lässt.

Gelassen und angstfrei zu sein, ist sehr wirksam, wenn es darum geht zu verhindern, dass Entzündungen chronisch werden. Studien belegen das für Meditation, Yoga und andere Atemtechniken. Sie beruhigen das Stress-System. Darüber lässt sich natürlich viel und leicht reden. Die Umsetzung ist jedoch viel schwieriger. Deshalb: Es einfach tun und üben.

Für mich habe ich festgestellt, dass mich Kommunikation extrem erschöpft. Schweigen und stille Konzentration helfen mir. Ich versuche, mich von allen Geräten fernzuhalten, die mich mit meiner Umwelt verknüpfen wie das Mobiltelefon, der Computer oder der Fernseher. Ich bin seit 1992 selbstständig, seit 2000 führe ich mit großer Leidenschaft und all meiner Kraft meine kleine Firma (siehe Biestmilch). Täglich von Neuem übe ich das Entspannen und das Schlafen. Sport am Abend vermeide ich, denn dadurch wird der Organismus aktiviert und kommt nicht mehr zur Ruhe. Ich liege dann oft von 2:30 bis 4:00 Uhr morgens wach.

Selbstbeobachtung: Schlaf

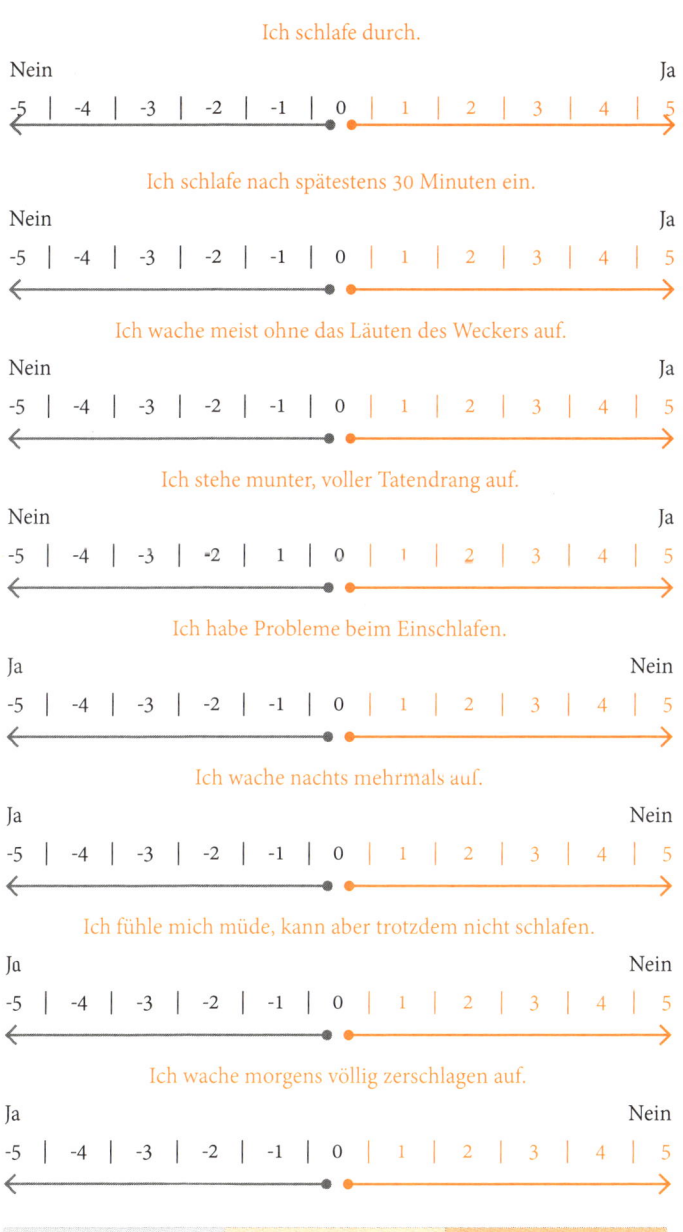

Ich schlafe durch.

Nein   Ja
-5 | -4 | -3 | -2 | -1 | 0 | 1 | 2 | 3 | 4 | 5

Ich schlafe nach spätestens 30 Minuten ein.

Nein   Ja
-5 | -4 | -3 | -2 | -1 | 0 | 1 | 2 | 3 | 4 | 5

Ich wache meist ohne das Läuten des Weckers auf.

Nein   Ja
-5 | -4 | -3 | -2 | -1 | 0 | 1 | 2 | 3 | 4 | 5

Ich stehe munter, voller Tatendrang auf.

Nein   Ja
-5 | -4 | -3 | -2 | 1 | 0 | 1 | 2 | 3 | 4 | 5

Ich habe Probleme beim Einschlafen.

Ja   Nein
-5 | -4 | -3 | -2 | -1 | 0 | 1 | 2 | 3 | 4 | 5

Ich wache nachts mehrmals auf.

Ja   Nein
-5 | -4 | -3 | -2 | -1 | 0 | 1 | 2 | 3 | 4 | 5

Ich fühle mich müde, kann aber trotzdem nicht schlafen.

Ja   Nein
-5 | -4 | -3 | -2 | -1 | 0 | 1 | 2 | 3 | 4 | 5

Ich wache morgens völlig zerschlagen auf.

Ja   Nein
-5 | -4 | -3 | -2 | -1 | 0 | 1 | 2 | 3 | 4 | 5

Stresspunkte		Freudepunkte		Gesamt	

111

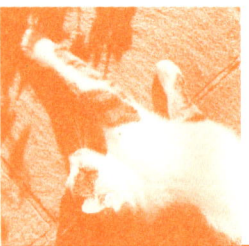

Checklist für meine Vorbereitungen zur Nacht

- Ich finde vor dem Schlafengehen genügend Ruhe.
- Ich versuche, abends keine anstrengenden Arbeiten mehr zu machen.
- Ich versuche, zwei bis drei Stunden vor dem Schlafengehen nichts mehr zu essen.
- Ich nehme kein Koffein mehr zu mir.
- Ich mache keinen Sport mehr, um mich nicht wieder aufzuputschen.
- Ich mache eventuell noch einen entspannenden Abend- spaziergang.
- Ich sehe mir keine nervigen Fernsehsendungen mehr an.
- Ich erzeuge Stille um mich.
- Ich fahre den Computer herunter.
- Ich schalte den Fernseher aus.
- Ich lege das Mobiltelefon in einem anderen Raum beiseite.
- Ich verabschiede mich von allen sozialen Medien.
- Ich dusche eine Stunde vor dem Schlafengehen kalt.
- Ich dunkle den Raum ab.
- Ich lese noch ein paar Zeilen.
- Manchmal verwende ich Ohrstöpsel, wenn ich meine Umwelt als zu laut empfinde.
- Ich lege mich ins Bett und versuche zu meditieren.
- Ich befreie mich in meinen Gedanken von dem Zwang, unbedingt schlafen zu müssen, wenn ich wieder einmal an Schlafstörungen leide.

Regelmäßige Bewegung

Ich möchte Sie ermutigen, sich regelmäßig zu bewegen und immer wieder etwas über Ihre Grenzen hinaus zu gehen. Sie finden hier einige Anhaltspunkte, was passiert, wenn Sie zu schnell zu viel wollen.

Wie fühle ich mich während und nach körperlicher Belastung?

Ich fühle mich sauwohl.	5 Punkte
Ich fühle mich wohl und könnte dieses Tempo den ganzen Tag aufrechterhalten.	4 Punkte
Ich fühle mich immer noch wohl, aber ich atme schon etwas schwerer.	3 Punkte
Ich schwitze ein bisschen, fühle mich aber gut und kann ohne Mühe weiter reden.	2 Punkte
Es wird langsam anstrengend. Ich schwitze etwas mehr, kann aber noch leicht sprechen.	1 Punkte
Ich kann immer noch sprechen, bin aber schon leicht atemlos.	-1 Punkte
Ich kann als Antwort nur noch stöhnen und das Tempo nur noch kurze Zeit halten.	-1 Punkte
Ich kann immer noch sprechen, will aber wenn möglich nicht. Ich schwitze wie ein Schwein.	-2 Punkte
Ich fühle mich, als müsste ich gleich sterben.	-4 Punkte
Ich fühle mich wie tot.	-5 Punkte

Stresspunkte		Freudepunkte		Gesamt	

Sitzen ist unser Feind

Der menschliche Organismus ist dazu gemacht sich zu bewegen. Ich möchte an dieser Stelle ein paar Studien zitieren, die uns eindrücklich zeigen, wie wichtig es ist, dass wir uns bewegen.

- Wir sitzen im Auto, am Arbeitsplatz und zu Hause vor dem Bildschirm. Die Studie der Vanderbilt Universität kommt auf durchschnittlich 7,7 Stunden pro Tag. Publiziert im »American Journal of Epidemiology« 2008.

- 2010 publizierte die Amerikanische Gesellschaft für Krebsforschung im »American Journal of Epidemiology« folgende Zahlen: Von 1993 bis 2006 wurde der Gesundheitszustand von 123.216 Menschen, davon waren 69.776 Frauen, dokumentiert. Die Ergebnisse waren alarmierend. Für Frauen, die keiner sportlichen Aktivitäten nachgingen und mehr als sechs Stunden am Tag saßen, lag die Wahrscheinlichkeit, in diesem Zeitraum zu versterben, 94 Prozent höher als bei jenen, die sportlich aktiv waren und weniger als drei Stunden täglich sitzend verbrachten. Bei Männern lag die Wahrscheinlichkeit für denselben Zeitraum bei 48 Prozent.

- Im Januar 2010 publizierte das »British Journal of Sports Medicine« einen Artikel, indem ebenfalls hervorgehoben wird, dass die Wahrscheinlichkeit, chronisch zu erkranken, massiv ansteigt, wenn wir zwar sportlich aktiv sind, aber trotzdem zu viel sitzen. Diese Aussage untermauert generell die Studienergebnisse, die nahelegen, dass regelmäßige Bewegung ungeachtet von der Intensität zu langes Sitzen nicht kompensieren kann.

- Im selben Jahr 2010 publizierte die Universität Queensland in Australien: Auch wenn Menschen den Richtlinien für physische Aktivität Folge leisteten, kann zu langes Sitzen zu Stoffwechselstörungen führen.

Wir sitzen also zu viel. Sitzen macht uns krank und wird in unseren Breiten zur häufigsten Todesursache. Was auch immer wir tun, wir sollten aufstehen und uns bewegen. Ob Ausdauertraining, Krafttraining, Cardio, High Intensity Workouts, Tabata, Zirkeltraining oder Bootcamp, Poweryoga, Pilates etc.: Die Vielfalt der angebotenen Programme wird fast wie bei den Diäten immer unüberschaubarer. Ebenso wenig wie beim Essen erlöst uns hier die Wissenschaft von der Qual der Wahl. Ich selbst habe mich für eine Kombination aus Kraft- und Ausdauertraining entschieden. Einfach deshalb, weil ich der festen Überzeugung bin, dass einseitige Belastungen nicht gut für uns sind.

Bewegen, aber nicht übertreiben

Habe ich mich heute schon ausreichend bewegt? Wir sind keine sitzende Spezies. Sitzen führt über viele Jahre zu chronischen Entzündungen. Der Endpunkt dieser Entwicklung ist für viele von uns leider eine chronische Erkrankung.

Sportliche Aktivität ist ein Stressreiz für Ihren Körper. Der Reiz ist positiv, wenn Sie eine Steigerung Ihrer Leistung beobachten. Der Reiz hat negative Auswirkungen, wenn Sie sich zu viel zumuten. Wenn Sie sich nach zwei bis drei Tagen immer noch erschöpft und müde fühlen, dann ist das Gleichgewicht Ihres Organismus bedroht. Sie müssen sich mehr Ruhe gönnen. Wenn Sie es schaffen, Ihre Aktivitäten in den Grenzen zu absolvieren, in denen Sie weder Ihr Immunsystem noch das vegetative Nervensystem und/oder die Hormonregulation in Gefahr bringen, dann können Sie sicher sein, dass Sport eine vorbeugende Maßnahme für ein langes und gesundes Leben ist. Bitte denken Sie aber daran, dass auch andere Faktoren wie zum Beispiel genetische Voraussetzungen und Ernährung eine Rolle spielen.

Checklist über meine körperlichen Aktivitäten

- Gehen statt sitzen – telefoniere ich, wenn möglich, im Gehen? Nutze ich jede Gelegenheit, um zu gehen statt zu sitzen?
- Gehen statt fahren – parke ich das Auto etwas weiter entfernt vom Ziel, um ein paar Schritte mehr zu Fuß zu gehen? Nehme ich vielleicht doch das Fahrrad anstelle des Autos?
- Den Herzschlag spüren – gehe ich so schnell, dass ich meinen Herzschlag spüre?
- Schneller atmen – bewege ich mich so schnell, dass sich mein Atem beschleunigt?
- Ausdauertraining – wenn ich meinen Herzschlag spüre und mein Atem sich beschleunigt, mache ich eine Pause, bis sich beides beruhigt hat. Dann starte ich wieder durch. Das wiederhole ich, wenn ich Zeit habe, für eine halbe Stunde.
- Einmal täglich schwitzen – mache ich so viel Bewegung, dass ich einmal täglich schwitze?
- Treppen steigen – wähle ich im Zweifel die Treppen statt des Aufzugs?
- Barfuß gehen statt Schuhe tragen – gehe ich manchmal barfuß, um meine Fußsohlen wirklich zu spüren? Wie berühren sie eigentlich den Boden?
- Ich mache regelmäßig meine Übungen.
- Stehe ich am Herd in der Küche täglich mehrmals auf Zehenspitzen?
- Ziehe ich meine Socken an, ohne mich festzuhalten, um mein Gleichgewicht zu trainieren?
- Stehe ich täglich auf einem Bein, wenn möglich, ohne mich festzuhalten? Springe ich ab und zu vor Freude in die Luft?
- Dehne ich meinen Rücken, indem ich versuche, mit den Fingerspitzen den Boden zu berühren?
- Spanne ich regelmäßig täglich meinen Po an, nehme ich die Schultern zurück und lasse ich die Arme dabei locker baumeln?
- Nutze ich die vollen Einkaufstaschen, um meine Armmuskulatur zu trainieren?

Welches Trainingskonzept wir verfolgen und auf welchem Leistungsniveau wir uns bewegen, um insgesamt fitter zu werden, uns wohler zu fühlen und im Gleichgewicht zu bleiben, ist immer ein Balanceakt. Ohne dass wir uns ein wenig quälen, können wir uns leider nicht verbessern. Wir müssen unsere Komfortzone verlassen. Trainieren bedeutet ständiges Wiederholen. Es ist ein Prozess, der regelmäßiger Reize bedarf, ohne Monotonie zu erzeugen. Das ist wirklich nicht leicht umzusetzen. Die Kunst des Trainings besteht darin, nicht in die Monotoniefalle zu geraten, und nicht zu viel und nicht zu wenig zu tun. Möchten wir Fortschritte spüren, müssen wir unseren Körper über gewisse Grenzen hinaus locken, ohne zu übertreiben. Trotz aller technischer Hilfsmittel, die uns heute dabei unterstützen, unsere Fort- und Rückschritte zu messen, ist ein gutes Körpergefühl nicht zu ersetzen.

Trainieren bedeutet nicht nur die Muskeln und den Kreislauf in einem besonderen Maße zu stimulieren, sondern den gesamten Körper mit all seinen komplexen Stoffwechselvorgängen und neuromuskulären Bahnen. Motivation ist wichtig und hilft uns durchzuhalten. Wenn wir den Effekt unserer Bemühungen zu spüren beginnen, wird alles leichter und wir beginnen, Freude zu empfinden. Endlich werden Endorphine freigesetzt, die die Stimmung heben. Haben Sie den Mut zu experimentieren, um Ihre Grenzen zu fühlen und den Zustand von Gleichgewicht und Wohlbefinden zu erfahren.

Entzündungen verknüpfen uns mit unserer Umwelt

Sie sind mit der allgemeinen Auffassung vertraut, dass Entzündungen bei Krankheiten wie Infektionen oder chronischen Erkrankungen wie Arteriosklerose, kardiovaskulären Erkrankungen, Tumoren, Diabetes Typ 2, Multipler Sklerose oder entzündlichen Darmerkrankungen etc. vorliegen. Die

Entzündung ist jedoch mehr als nur ein krankmachender Zustand. Wie schon mit dem Baum der Entzündung beschrieben, geht die Entzündung aus den Interaktionen von Immunsystem, autonomem Nervensystem und Hormonen hervor. Wenn diese Systeme als Stress-System optimal kooperieren und kontrollieren, dann bleiben die Entzündungen unterschwellig und dementsprechend nicht nachweisbar. Es geht Ihnen gut, Sie fühlen sich wohl.

Vor allem entlang der Schleimhäute von Magen, Darm und Bronchien sind die unterschwelligen Entzündungsprozesse von zentraler Bedeutung.

Entzündungen sind mehr als nur ein krankmachender Zustand. Stellen Sie sich ein feinmaschiges Filternetzwerk vor, das uns mit der Außenwelt verknüpft und unsere Kommunikation mit den Abermillionen von Molekülen wie den Nährstoffen, Viren und Bakterien reguliert, mit denen wir in jedem Augenblick unseres Lebens zusammentreffen. Bewegung unterstützt die positiven Effekte der Entzündung.

Bakterien – Kontrollore der Entzündung

Jeder von uns besitzt seine eigene charakteristische Darmflora. Aber nicht nur der Darm ist dicht mit Bakterien besiedelt, auch in den Bronchien, in der Harnblase, in der Muttermilch und sogar in der Gebärmutter hausen diese so lange verkannten für unser Wohlbefinden unersetzlichen Lebewesen. Die Bakterien sind Teil der auf kleiner, sanfter Flamme lodernden entzündlichen Prozesse. Sie stimulieren, sie dämpfen und sie unterstützen den Darm bei seiner Verdauungsarbeit. An den Grenzflächen des Organismus unterstützt dieses äußerst komplexe, engmaschig vernetzte System der Bakterien das Immun- und Nervensystem sowie die Hormone bei der Kontrollarbeit. Bisher wurden 400 Arten von Bakterien entdeckt, die 1,5 Kilogramm unseres Körpergewichts ausmachen. Sie sind integraler Bestandteil der Verdauungsarbeit und bestimmen den Austausch mit der Umwelt maßgeblich mit. Ohne Unterlass strömen Bakterien, Viren, Spurenelemente und Abertausende von Makromolekülen aus unserer Nahrung wie Kohlenhydrate, Enzyme, Eiweiß etc. durch unseren Organismus. Ob sie uns gut bekommen oder nicht, wird immer wieder neu entschieden und hängt in erster Linie davon ab, ob die Kommunikation dieses fein abgestimmten

Bakterien sind Teil der auf kleiner Flamme lodernden entzündlichen Prozesse.

Filtersystems intakt ist. Ob ein Erreger oder ein Molekül eine Krankheit auslöst oder nicht, wird ebenso von dessen Zustand bestimmt. Es gibt also kein gut oder schlecht an sich.

Zusammengefasst: Die Entzündung ist grundsätzlich ein physiologischer Prozess und bestimmt maßgeblich unsere Befindlichkeit. Solange sie unterschwellig bleibt, können keine Entzündungsparameter im Blut nachgewiesen werden. Die Regulation funktioniert reibungslos. Krankheiten und Unwohlsein beginnen, wenn die Entzündungen außer Kontrolle geraten. Stellen Sie sich einen See vor. Wenn die Wasseroberfläche glatt und ruhig ist, dann geht es uns gut, wenn die Wellen sich kräuseln, vielleicht sogar Schaumkronen tragen, dann fühlen wir uns krank. Das Gleichgewicht und dessen Regulation sind gestört.

Was hat nun all dies mit Bewegung zu tun? Eine Reihe von Studien belegen, dass moderate körperliche Bewegung das Stress-System auf sehr positive Weise stimuliert. Es konnte nachgewiesen werden, dass z.B. die Tumormarker bei Brustkrebs fallen. Ein aktives Leben hilft also, die Wahrscheinlichkeit zu verringern, dass eine unterschwellige in eine chronische Entzündung übergeht. Eine chronische Entzündung ist, wie bereits erwähnt, das kalte Feuer, in dem sich chronische Krankheiten wie Herz-Kreislauf-Erkrankungen, Diabetes

Typ 2, Tumoren oder Autoimmunerkrankungen entwickeln. Noch einmal: Das viele Sitzen ist unser größter Risikofaktor für Erkrankungen.

Ungeachtet des unterschiedlichen Leistungsniveaus können wir alle Übungen machen, da sich die Bewegungsintensität und -dauer an unserer Fitness orientiert. Übungen, die das Gleichgewicht trainieren, helfen uns herauszufinden, ob wir uns während des Alltags ständig fehlbelasten. Daraus ergeben sich eine Reihe von Schmerzen, die viele von uns plagen: Kopfschmerzen, Kreuzschmerzen, Schmerzen in der Leiste oder in den Knien. Oft wandern die Schmerzen auch, obwohl sie ein und dieselbe Ursache haben – ein typisches Muster, das sich aus Schonhaltungen ergibt. Diese Schmerzen basieren oft auf einer chronischen Entzündung. Unter zu starker Trainingsbelastung kann es zu Symptomen wie Lustlosigkeit, Mangel an Motivation, Erschöpfung, Schlafbedürfnis, erhöhter Körpertemperatur, Appetit- und Gewichtsverlust ebenso wie Infektionen kommen.

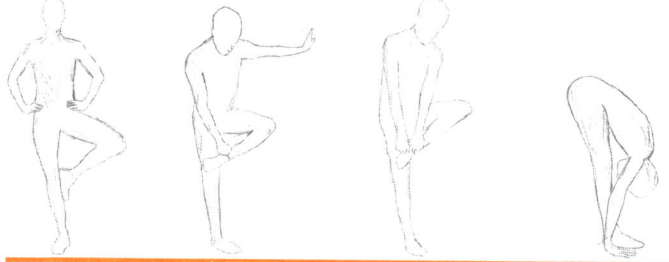

Auch ich kann ein Lied davon singen, was es bedeutet, keine Pausen zu machen. Ich bin seit vielen Jahren Ausdauerläuferin. Bis heute übertreibe ich und überspanne den Bogen meiner Leistungsfähigkeit vor allem am Wochenende. Am Montag fühle ich mich dann völlig kaputt. Die Arbeit geht überhaupt nicht von der Hand. Ich bin schlecht gelaunt und leide unter Hitzewallungen. Mein Appetit ist schlecht. Alles das sind typische Zeichen dafür, dass ich mich nicht regeneriert habe.

Mut zur Regeneration

Die Regeneration ist eine hochaktive Phase des Aufbaus für den gesamten Organismus. Wir leben in einer Gesellschaft, in der es leider schon einiges Mutes bedarf, ein Pause zu machen. Doch der Körper und das Gehirn brauchen die Phasen der Regeneration. Sonst verliert das Stress-System zunehmend seine Kraft zur Eindämmung der Entzündung in uns. Mangelnde Regeneration macht uns folglich krank, den einen früher, den anderen später. Denn wie lange die Regeneration sein muss, die jeder von uns benötigt, variiert stark. Laborwerte können uns die Frage, ob wir wirklich gut erholt sind, leider nicht beantworten. Wieder bleiben wir uns selbst und unserem Körpergefühl überlassen. Die häufig gestellte Diagnose Burnout- oder chronisches Müdigkeitssyndrom weist deutlich darauf hin, dass wir uns für die Regeneration oft zu wenig Zeit gönnen. Wenn aber die Erholungszeiten fehlen, fühlen wir uns einfach nicht wohl. Dies zeigt sich in schlechter Laune, Mangel an Motivation, Erschöpfung, Schlafstörungen, Appetitlosigkeit oder gestörtem Temperaturempfinden. Die Verletzungs- und Infektanfälligkeit nimmt zu. Heilungsprozesse werden verzögert.

Burnout weist darauf hin, dass wir uns für die Regeneration zu wenig Zeit nehmen.

An den Grenzen geschieht die Veränderung

Möchten Sie Ihre Leistungsfähigkeit erhalten, Ihre persönliche Bestleistung wieder erlangen oder mit mehr Nachhaltigkeit und Ausdauer ausgestattet sein? Im Folgenden beschäftige ich mich mit dem eher unklaren Begriff der »Balance«. Ich werde versuchen, diesen Begriff kurz zu erklären, und darauf eingehen, wie die Balance erreicht und erhalten werden kann. Wie Sie trotz eines anstrengenden Alltags und

Selbstbeobachtung: Regeneration

Ich fühle mich frisch und motiviert.

Nein   Ja

-5 | -4 | -3 | -2 | -1 | 0 | 1 | 2 | 3 | 4 | 5

Ich bin konzentriert und aufmerksam.

Nein   Ja

-5 | -4 | -3 | -2 | -1 | 0 | 1 | 2 | 3 | 4 | 5

Mein Appetit ist gut.

Nein   Ja

-5 | -4 | -3 | -2 | -1 | 0 | 1 | 2 | 3 | 4 | 5

Meine Stimmung ist heiter.

Nein   Ja

-5 | -4 | -3 | -2 | -1 | 0 | 1 | 2 | 3 | 4 | 5

Mich fröstelt oder mir ist unverhältnismäßig warm.

Ja   Nein

-5 | -4 | -3 | -2 | -1 | 0 | 1 | 2 | 3 | 4 | 5

Ich bin sehr schmerzempfindlich.

Ja   Nein

-5 | -4 | -3 | -2 | -1 | 0 | 1 | 2 | 3 | 4 | 5

Ich fühle mich überanstrengt und erschöpft.

Ja   Nein

-5 | -4 | -3 | -2 | -1 | 0 | 1 | 2 | 3 | 4 | 5

Ich bin launisch und gereizt.

Ja   Nein

-5 | -4 | -3 | -2 | -1 | 0 | 1 | 2 | 3 | 4 | 5

| Stresspunkte | | Freudepunkte | | Gesamt | |

einer Freizeitgestaltung, in der Sie vielleicht nach den eigenen Grenzen suchen, im Gleichgewicht bleiben, ist das Geheimnis, um sich fit zu erhalten.

Bevor wir beginnen, stellen Sie sich Ihren Körper als ein dichtes Gewebe oder Netz aus verschiedenen Elementen oder Knöpfen vor, die miteinander kommunizieren. Die Knotenpunkte des Netzes können Sie als Zellen, Organe und Organsysteme betrachten. Sie senden Signale aus und empfangen solche. Signale können Nervenreize sein, Hormone, Nährstoffe und andere Moleküle, aber auch Wahrnehmungen aus unserer Umwelt. So entsteht im Organismus eine Grundschwingung, eine Aktivität, die sich mit den Signalmustern verändert. Dieser dynamische Prozess hält unseren Organismus zusammen und sorgt dafür, dass das Gleichgewicht erhalten bleibt und die Entzündung Wohlbefinden erzeugt.

Jede Belastung kann zum Stressfaktor werden.

In sehr stressbetonten Phasen unseres Lebens erhöht sich durch eine massive Zunahme der Signale der Druck auf den Organismus derart, dass die Kontrollmechanismen, die für die Aufrechterhaltung des Gleichgewichts verantwortlich sind, so überlastet werden, dass die Signalübermittlung und -verarbeitung nicht mehr angemessen erfolgen kann. Es kommt zu Fehlinterpretationen oder gar zu Verständnislosigkeit. Das Gleichgewicht des Organismus ist dann stark gefährdet.

Jede Belastung kann je nach Intensität und Dauer zu einem Stressfaktor werden. Auch eine positive Stressbelastung wie beispielsweise eine sportlichen Aktivität sollte uns nicht aus unserer Gleichgewichtszone werfen, sondern an dessen Grenze. Denn wenn wir uns wünschen, fitter zu werden, um uns besser zu fühlen, dann müssen wir an unsere Grenzen gehen. Wir müssen lernen, Grenzen zu spüren, damit wir nicht übertreiben oder untertreiben. Immer wieder unterschiedliche Reize zu setzen, die uns an unsere Grenzen führen, bedeutet, dass die Verbindungen zwischen den Zellen, Organen und Organsystemen unseres Körpers dynamisch und flexibel bleiben. Dies gilt für den Körper als Ganzes, nicht nur für die Muskeln und die Stoffwechselprozesse. Die Kommunikation wird trainiert und alle Akteure werden in den Prozess eingebunden.

Melodie des Herzens

Ein tanzender Körper ist ein gesunder Körper. Ein gutes Beispiel für dieses Phänomen ist die Kommunikation der Herzmuskelzellen. Das Herz schlägt nicht regelmäßig. Es schlägt für jeden von uns in einer individuellen Melodie. Man spricht von der Herzrhythmusvariabilität. Je variabler der Rhythmus unseres Herzens, desto gesünder sind wir. Wenn es uns an Erholung fehlt, nimmt die Variabilität ab. Das gilt auch für die anderen Zellen in unserem Körper. Die Membranen der Zellen verlieren ihre Melodie. Es ist, als würden sie nur noch einen Ton beherrschen. Der Organismus wird insgesamt sehr starr. Wenn wir chronisch krank sind, verliert der menschliche Organismus zunehmend seine ureigene Melodie. Die Herzrhythmusvariabilität zu messen, ist ein guter Indikator für unseren Gesundheitszustand. Ein starres Herz kann bereits einen Hinweis auf eine chronische Entzündung geben, bevor die Krankheit zum Ausbruch kommt. Ich persönlich bin ein großer Verfechter der Herzrhythmusvariabiltätsmessung.

> **Unser Herz schlägt in einem vielgestaltigen Rhythmus.**

Das EKG ist uns allen vertraut. Unser Herz schlägt jedoch in einem vielgestaltigen Rhythmus. Je wohler wir uns fühlen, desto hübscher die Melodie unseres Herzens. Ein kranker Körper kennt nur noch wenige Töne.

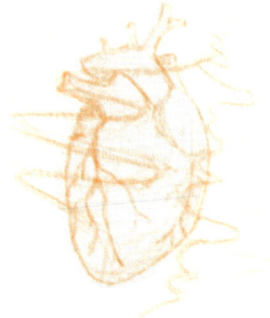

Die Grenzen verschieben – harte aber befreiende Momente

Wenn Sie sich vorgenommen haben, Ihre Fitness zu verbessern, dann bleibt es keinem von uns erspart, regelmäßig an die eigenen Grenzen gehen. Die Komfortzone zu verlassen, ohne das Gleichgewicht zu verlieren, ist ein heikler Balanceakt. Sehen Sie sich die Skala zur Belastung auf Seite 113 an, damit Sie früh genug bemerken, wann Sie sich zu stark belastet haben. Sie müssen sich von den süßen Dingen des Lebens fern halten, um am Ende die Belohnung einer guten Fitness verbunden mit Zufriedenheit und Wohlgefühl in Empfang zu nehmen. Um das Wohlbefinden und die Fitness zu erhalten, dürfen wir nicht aufhören zu üben, zu trainieren. Der Satz »wer rastet, der rostet« ist leider zu wahr.

Durch ein Training werden winzig kleine Entzündungsreize gesetzt, die Muskelzellen zum Wachstum anregen.

Durch Trainieren werden Entzündungsreize gesetzt, winzig kleine Verletzungen z.B. im Muskel, die die Muskelzelle dazu anregen, zu wachsen und sich zu vermehren. Das Gleiche gilt auch für das Bindegewebe. Es wird straffer, elastischer und damit belastbarer. Die kleinen Gefäßbäumchen (Kapillaren) im Gewebe unseres Organismus sprießen, und damit verbessert sich die Sauerstoffversorgung. Es gelangt mehr Blut in entlegene Stellen. Die Verletzungsanfälligkeit nimmt ab, das Heilungspotenzial nimmt zu.

Wenn wir trainieren, wird der Stoffwechsel aktiviert, die Kohlenhydratspeicher in den Muskeln und in der Leber, das Glykogen, werden abgebaut, die Empfindlichkeit des Gewebes für Insulin nimmt zu, unsere Fettspeicher werden abgebaut, indem Fettsäuren zur Energiequelle werden. Die Mitochondrien, die für die Energieproduktion und Zellatmung in jeder einzelnen Zelle sorgen, vermehren sich ebenfalls. Die Puffersysteme, die verhindern, dass freie Sauerstoffradikale die

125

Gewebe schädigen, werden optimiert. Reaktive Sauerstoffverbindungen entstehen bei jedem Verbrennungsvorgang (Oxidation) im Körper. Und wieder geht es um die Balance zwischen Nutzen und Schaden der Verbrennung (Anmerkung: Kohlenhydrate). Nehmen die Verbrennungsprozesse überhand, werden die unterschwelligen Entzündungsprozesse vor allem an Grenzflächen des Organismus wie den Schleimhäuten gefördert. Unser Stress-System wird auf diese Weise einerseits trainiert, andererseits kommt es auch mehr und mehr unter Druck, bis letztlich Erschöpfungssymptome auftreten.

Meine Kindheit und Jugend war sehr stark durch den Sport bestimmt. Meine große Leidenschaft war das Tanzen. Ich habe zehn Jahre klassisches Ballett getanzt und sehr hart trainiert. Dann kam das Studium, eine Zeit, in der ich nicht an Sport dachte und diesen sogar ablehnte. Das hatte zur Folge, dass ich ein rastloser, schlafloser Geist wurde. Ich nahm zu, machte unzählige Diäten, ohne ans Ziel meiner Gewichtsträume zu kommen. Leider habe ich erst nach Jahren des Haderns begriffen, dass ich mich einfach nur bewegen muss, um Ruhe zu finden.

Anfang der 1990er habe ich nach dieser langen Phase völligen Bewegungsstillstands angefangen zu laufen. Heute laufe ich immer noch, mache zusätzlich Krafttraining und fühle mich um so vieles besser. Immer wieder denke ich, wo war wohl damals mein Körpergefühl geblieben? Sie sehen, dass mir das Medizinstudium nicht geholfen hat, meinen Körper zu begreifen.

Alle diese Anpassungen und Veränderungen sind unumgänglich, wenn wir chronischen Erkrankungen vorbeugen möchten oder dem Fortschreiten einer bereits vorhandenen chronischen Erkrankung einen Riegel vorschieben wollen. Ein feines Körpergefühl und die Fähigkeit zur Selbstbeobachtung sind die Voraussetzung dafür, dass unser Organismus nicht in einen fühlbaren entzündlichen Zustand mit den bekannten Symptomen kippt.

Setzen Sie Ihre Mühen nicht durch Krankheit oder Verletzungen aufs Spiel. Wir brauchen alle ausreichend Schlaf, Entspannung und Regenerationszeiten. Wie viel wir allerdings davon benötigen, ist eine sehr individuelle Angelegenheit. Beim Essen **Ohne Reize, ohne Üben keine Veränderung und kein Trainingserfolg.** den Zucker weg zu lassen und auf industriell verarbeitete Lebensmittel zu verzichten, gehört zu den wichtigsten Vorkehrungen, die wir treffen können, um uns wohl fühlen.

Fitness verbessert die Entzündungskontrolle

Die Kontrolle der entzündlichen Zustände im Organismus ist essenziell für Wohlbefinden und das Gefühl von Fitness. Ungeachtet von der Art des Trainings, das Sie gewählt haben, ist die Kontinuität von allergrößter Bedeutung. Je mehr Sie jedoch Ihren Körper belasten, umso gestresster wird er. Die Abläufe, die unter der Oberfläche schwelen, sind am Ende für die zunehmende Krankheits- und Verletzungsanfälligkeit verantwortlich. Beide sind ein Ausdruck für eine systemische Entzündung, die aus der Kontrolle zu geraten droht.
Wenn Sie es schaffen, innerhalb der für Sie kritischen Belastungsgrenzen zu bleiben, innerhalb derer der Trainingsstress Ihr Immunsystem, Ihr autonomes Nervensystem und/oder Ihre hormonelle Regulation nicht beeinträchtigt, dann werden Sie mit einem Körper belohnt, der einiges aushält. Wenn Sie nicht auf Ihren Körper und seine Signale hören und ihn permanent überlasten, dann können entzündliche Prozesse die Oberhand gewinnen und Ihren Körper in einen Zustand der chronischen Entzündung versetzen. Dann werden Ihre Bemühungen wirkungslos. Ihre Motivation zur Veränderung

127

Ihres Lebensstils geht verloren. So sehr Sie sich auch bemühen: Alles, was Sie unternehmen, kostet unvergleichlich viel Kraft und Disziplin. Sie fühlen sich ständig müde und mutlos. Wenn Sie nicht ohnehin vorher aufgeben, werden Sie unter Umständen krank oder erleiden ein Burnout.

Hier sind einige Anhaltspunkte, wie Sie herausfinden können, ob Sie noch im Gleichgewicht sind oder sich schon über Ihr Leistungslimit hinaus bewegt haben.

Das Im-Urlaub-werde-ich-krank-Syndrom

Wer hat es nicht schon erlebt: Man hat gerade eine extreme Stressphase hinter sich gebracht und freut sich auf den Urlaub, der unmittelbar bevorsteht. Kaum sind wir an unserem Wunschziel angekommen, hat es uns schon erwischt. Eine Erkältung quält uns. Die Allergie, die wir glaubten unter Kontrolle zu haben, bricht durch. Unser Magen-Darm-Trakt übersteht die Reise nicht heil. Die Liste der möglichen Erkrankungen ist lang. Jeder von Ihnen wird diesbezüglich seine eigenen Erfahrungen gemacht haben. Was aber passiert, wenn unser Organismus, kaum dass er sich entspannt, das Gleichgewicht verliert?

Ohne vorhergehende Regenerationsphasen auf Urlaub zu fahren, bringt uns aus der Balance.

Eigentlich müssten wir den Prozess der Entspannung langsam einleiten, einen Urlaub über zwei bis drei Wochen planen und eine Grundspannung aufrechterhalten. Aktivurlaube werden zurecht immer beliebter. Denn wenn das vegetative Nervensystem plötzlich das Signal »Entspannung« erhält, lässt die Aktivität des sympathischen Nervensystems nach. Das Stress-System ist in seiner Kontrollfunktion der Entzündungszustände geschwächt. Vor allem die Immunität ist in vielerlei Hinsicht beeinträchtigt. Für Virusinfekte werden wir dann besonders anfällig. Aber auch das Heilungspotenzial des Körpers ist herabgesetzt, das heißt, dass uns alte Verletzungen plötzlich wieder zu schaffen machen können. Allergien oder Asthma treten wieder auf, obwohl wie seit langem keine Symptome mehr feststellen konnten.

Entspannen benötigt viel Erfahrung und ein gutes Körpergefühl. Wie jeder von uns sich am besten entspannt, wie wir die kostbare Freizeit nicht mit Krankheiten verplempern, ist individuell unterschiedlich. Entspannungs- und Aktivphasen müssen persönlich auf Sie **Bleiben Sie im Urlaub möglichst aktiv, um einen Ausgleich zu schaffen.** abgestimmt sein. Bis zur Anpassung an den Zustand der Entspannung ist der Körper anfällig, wobei lange Reisen und Jetlag dieses Phänomen noch verstärken können. Wenn wir also erschöpft und ausgepowert mit einem Rückstand von Regenerationsphasen übergangslos in eine Phase der totalen Entspannung fallen, ist dies für das Gleichgewicht unseres Organismus eine große Herausforderung. Das Stress-System arbeitet im Entspannungsmodus und Sie stürzen in die Ferienfalle. Anstelle wohliger Entspannung und Regeneration erleben Sie entzündungsbedingte Zustände wie Schlafstörungen, anhaltende Müdigkeit oder Mattigkeit, Schmerzen oder Infektionen. Die Bandbreite der Irritationen ist groß. Deshalb bleiben Sie gerade auch im Urlaub aktiv, sodass das autonomes Nervensystem und Ihre Immunität so aktiv bleiben, dass Sie sich nicht lethargisch fühlen.

Höchstleistung im robusten Gleichgewicht

Aus meiner Sicht sieht sich der Körper bei sportlichen Höchstleistungen generell zwei kritischen Situationen gegenübergestellt: zum einen der Müdigkeit und Erschöpfung und zum anderen Magen-Darm-Problemen. Während extremer athletischer Leistungen ist der Organismus Stressfaktoren aus der Umwelt und aus dem Körperinneren ausgesetzt, die das in solchen Fällen sensible Gleichgewicht gefährden können.

Ermüdete Verbindungen
zwischen Hirn und Muskulatur

Hirnaktivität und neuromuskuläre Rekrutierung ergänzen einander. Wenn Sie eine Höchstleistung erbringen möchten, dann muss Ihr Gehirn vollkommen präsent und hellwach sein, um die optimale Kommunikation mit der Muskulatur zu garantieren. Wenn die Müdigkeit langsam überhandnimmt, dann wird auch die Signalkontrolle schwächer und schwächer. Ein Sturm an Signalen erreicht ungebremst die Muskulatur. Dieser Kontrollverlust bei der Signalübermittlung zwischen Gehirn und Muskulatur und vice versa kann zu Krämpfen führen, zu völliger Überanstrengung und totaler Erschöpfung. Diese Erschöpfung ist im zentralen Nervensystem lokalisiert, nicht in der Muskulatur. Konsequenterweise benötigen Sie Ihr Gehirn auf der Höhe seiner Leistungsfähigkeit, um Ihre persönliche Bestleistung abzurufen. Eine Leistung, z.B. ein Wettkampf, wird letztlich immer im Kopf abgebrochen.

> Es ist und bleibt für uns alle immer ein Balanceakt an der Grenze zum Ungleichgewicht, um im Gleichgewicht zu bleiben.

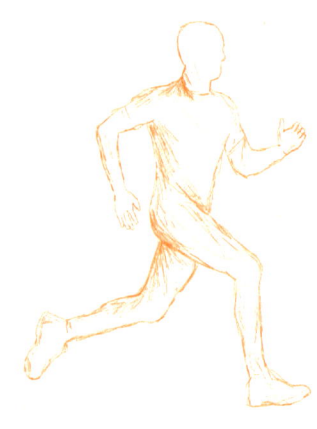

130

Bin ich in der Balance?

Tiefer und erholsamer Schlaf.	Fragmentierter Schlaf
Keine Stimmungsschwankungen, emotional stabil.	Stimmungsschwankungen, Launen
Ausmaß und Dauer der Müdigkeit und Erschöpfung (Fatigue) der Belastung entsprechend angemessen.	Permanent müde und erschöpft
Dauer und Ausmaß der Muskelschmerzen betragen nicht länger als drei Tage.	Muskelschmerzen, die über viele Tage anhalten und jede sportliche Tätigkeit zur Qual werden lassen.
Gesunder Appetit, kein Verlangen nach Süßigkeiten, Körpergewicht stabil beziehungsweise kontrollierter Gewichtsverlust.	Appetitlosigkeit, Verlangen nach Süßem
Angemessener Gewichtsverlust	Gewichtszunahme
Normale Temperaturempfindung, keine periodischen Schweißausbrüche in der Kälte und kein Frieren in der Hitze.	Frösteln, Schweißausbrüche, Fieber

Regeneration – Zeit für Aufbau, Entzündungskontrolle und Heilung

Die Regeneration ist eine hoch aktive Phase für den Körperaufbau. Mit dieser Einsicht wird es wahrscheinlich einfacher für Sie sein, eine Ruhepause ohne schlechtes Gewissen zu akzeptieren. Biestmilch mit ihrem die Entzündung modulierenden Potenzial ist in dieser nach außen hin inaktiv scheinenden Phase des Trainings von unschätzbarem Wert.

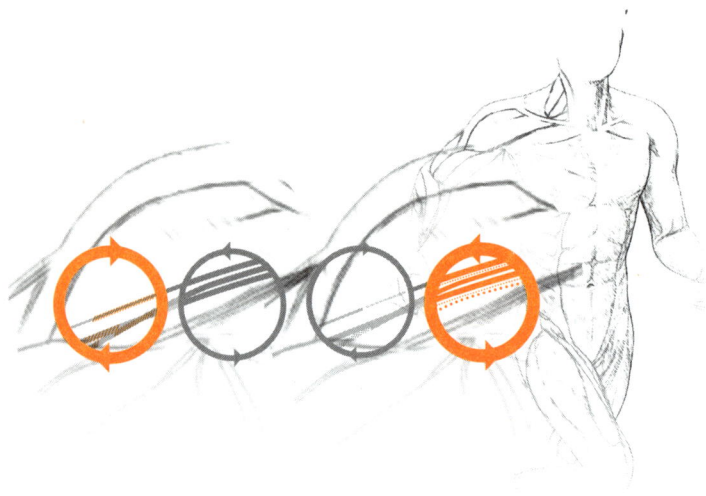

Kleinste Entzündungen aufgrund von Muskelfaserrissen sind die Voraussetzung dafür, dass sich eine Muskelzelle an höhere Belastungen anpasst. Der Kreislauf läuft wie folgt: Trauma – Entzündung – Heilung/Anpassung, Trauma – …

Es ist allgemein bekannt, dass starke körperliche Belastungen Hand in Hand mit Mikroverletzungen in der Muskulatur, den Sehnen, dem Bindegewebe und den kleinsten Blutgefäßen gehen. Diese winzigen Verletzungen sind für den Muskel erforderlich, um sich einer höheren Anforderungsstufe anzupassen. Diese Verletzungen können nur Muskelzellmembranen betreffen, einzelne Fasern oder das gesamte Faserbündel.

Die Gründe für solche Mikroverletzungen sind nicht nur die mechanischer Belastung, sondern ebenso Temperaturschwankungen innerhalb des Gewebes, eine gestörte Durchblutung und eine veränderte Konzentration des Wasserstoffs oder auch eine Überflutung mit freien Sauerstoffradikalen und/oder fehlende Energiezufuhr. Die Verletzungen können so winzig sein, dass Sie sie nicht einmal bemerken, oder so schlimm, dass ein langanhaltender Muskelschmerz auftritt (DOMS, Delayed Onset Of Muscle Soreness).

Bei athletischen Leistungen ist der Körper Stressfaktoren außerhalb und innerhalb des Organismus ausgesetzt.

Creatinkinase und höhere Myoglobinwerte als üblich im Blut sind in solchen Fällen typisch. Alle diese Verletzungen fordern die Entzündungsprozesse im Körper. Diese Entzündungsprozesse sind allerdings nicht nur negativ zu sehen, sind sie doch das Fundament aller Heilungs- und aller Anpassungsprozesse, die schließlich den gewünschten Trainingseffekt hervorbringen.

Unser Immunsystem steuert die Entzündungsprozesse und darauf folgend auch den Heilungsprozess. Ein intaktes Immunsystem kann Mikroverletzungen innerhalb von drei bis fünf Tagen heilen. Wenn Mikroverletzungen aufgrund eines geschwächten Immunsystems nicht gut verheilen – das kann zum Beispiel aufgrund einer unzureichenden Regenerationszeit vorkommen – können daraus Muskelrisse und Verletzungen an den Sehnen resultieren.

Jede Form von Entzündung fordert Energie, sei dies eine Verletzung oder eine Infektion, und führt somit zu einem Leistungsabfall. Durch die Tatsache, dass niemals alle Muskelfasern auf einmal aktiv sind – Studien nennen ein Maximum von 50 Prozent bei Eliteathleten – kann der Muskel eine Überbeanspruchung für eine recht lange Zeit tolerieren. Unterschiedliche Fasern werden nach einer Art Rotationsprinzip aktiviert. Das Muster der aktiven Fasern verändert sich sogar während ein und derselben Belastungseinheit. Dabei finden Teile des Muskels Zeit sich zu regenerieren, auch wenn der gesamte Muskel keine angemessene Erholungszeit erhält.

Während der körperlichen Belastung dominieren die Abbauprozesse. Der Stoffwechsel ist katabol, der Cortisol- und der Katecholaminspiegel im Blut steigen an und die Entzündungskomponenten des Immunsystems sind aktiviert. Im Gegensatz dazu ist die Regeneration die Zeit für den Zell- und Gewebeaufbau. In dieser Phase wird die Energie dringend zur Proteinsynthese benötigt. Die Anpassung der Muskeln auf ein höheres Leistungsniveau kann beginnen. Der Muskelaufbau erfolgt nur während dieser Erholungsphase und ist das eigentliche Ziel der Muskelbelastung. Sie mögen ein schlechtes Gewissen haben, da Sie scheinbar nichts tun, aber Ihr Körper ist nicht faul, er arbeitet inzwischen hart.

Unser Immunsystem steuert die Entzündungsprozesse und auch den Heilungsprozess.

Biestmilch im Sport für die Regeneration und Leistung

Biestmilch ist mit ihrem immunmodulierenden und entzündungshemmenden Potenzial in der Lage, Regeneration und Leistung positiv zu beeinflussen. Biestmilch ist ein Nahrungsmittel, die Einnahme unkompliziert, unabhängig von Körpergewicht und Alter. Immunität steht direkt im Zentrum allen Wohlbefindens. Biestmilch stärkt nachhaltig nicht nur beim Training und im Wettkampf, sondern auch in Stress-Situationen des Alltags.

Biestmilch bei moderater sportlicher Betätigung
Wenn Sie sich gesund und wohl fühlen, ist die Standarddosis von 900 Milligramm Biestmilch am Tag ausreichend. Sie

sollten Biestmilch jeden Tag zu sich nehmen. Integrieren Sie die Biestmilch in ihre tägliche Ernährung. Es ist nicht erforderlich, Einnahmepausen zu machen. Es treten keine Gewöhnungseffekte auf.

Biestmilch bei starker sportlicher Belastung

Wenn Sie Ihr Training intensivieren (Umfang und Intensität), können Sie die Menge an Biestmilch um das drei- bis vierfache der Standarddosis von 900 Milligramm erhöhen. Vorzugsweise sollten Sie zwei Drittel der Biestmilch morgens und ein Drittel nach dem Training zu sich nehmen. Sollten Sie sich leicht kränklich fühlen, nehmen Sie mehr Biestmilch. Es wird empfohlen, in diesem Fall vier bis acht Gramm zu nehmen. Der »Biest Booster« ist in diesem Fall eine ausgezeichnete Wahl.

Sollten Sie an einer Laktoseintoleranz leiden, beginnen Sie zunächst mit einer kleinen Menge Biestmilch und erhöhen Sie die Dosis schrittweise. Milchallergien sollten Sie nicht davon abhalten, Biestmilch zu nehmen. Seien Sie aber immer vorsichtig und beginnen Sie mit einer kleinen Menge (150 bis 300 Milligramm).

Balance mit Biestmilch

Sie wissen bereits, dass Biestmilch mein Baby ist, mit dem ich mich seit gut zwei Jahrzehnten beschäftige. Das Baby half mir, alle jene Erfahrungen zu machen, die ich hier niederschreibe. Deshalb finde ich, hat es Biestmilch und ihre unvergleichliche Kraft verdient, in diesem Buch immer wieder etwas Raum zu bekommen. Ich nehme sie seit geraumer Zeit und sie ist für mich eine der Säulen meines Gleichgewichts. Durch ihren Einfluss auf das Stress-System moduliert sie Entzündungsprozesse. Deshalb macht Biestmilch den Organismus gegenüber einem strapaziösen Arbeitspensum dynamischer und flexibler und damit auch robuster.

135

Meine Freudepunkte

Seite 17: Lebensfreude

Stresspunkte		Freudepunkte		Gesamt	

Seite 48: Wohlbefinden

Stresspunkte		Freudepunkte		Gesamt	

Seite 49: Stressbelastung

Stresspunkte		Freudepunkte		Gesamt	

Seite 83: Verdauung

Stresspunkte		Freudepunkte		Gesamt	

Seite 106: Essen

Stresspunkte		Freudepunkte		Gesamt	

Seite 111: Schlaf

Stresspunkte		Freudepunkte		Gesamt	

Seite 113: Bewegung

Stresspunkte		Freudepunkte		Gesamt	

Seite 122: Regeneration

Stresspunkte		Freudepunkte		Gesamt	

Gesamt		Gesamt		Endergebnis	

Der Entzündungsraum

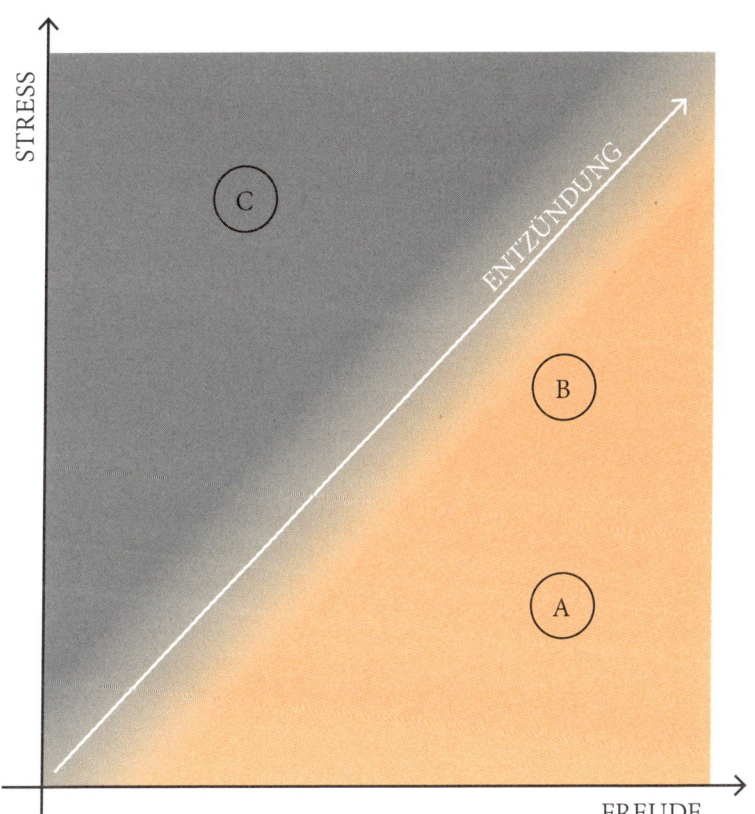

A

In diesem Bereich sind Sie »pumperlg'sund«

B

Je näher Sie der Entzündungslinie kommen, desto labiler wird Ihr
Gleichgewicht. Ihr Wohlbefinden ist gefährdet.

C

Wenn Sie sich tief im Stressbereich befinden, wird die
Wahrscheinlichkeit, chronisch krank zu werden, sehr hoch.

Literatur

Biestmilch

ANTONIO J et al.: The Effects of Bovine Colostrum Supplementation on Body Composition and Exercise Performance in Active Men and Women. Nutrition March 17(3): 243-247, 2001.

BITZAN MM, GOLD BD, PHILPOTT DJ, et al.: Inhibition of Helicobacter pylori and Helicobacter mustelae binding to lipid receptors by bovine colostrum. J Infect Dis, 177(4): 955-61; April 1998.

BRINKWORTH G et al.: Colostrum Supplementation improves Buffer Capacity, but not Rowing Performance in Elite Female Rowers. Int. J. Sports Nutrition 2002.

BUCKLEY J et al.: Bovine Colostrum Supplementation during Endurance Running Training improves Recovery, but not Performance. J. Sci.: Med Sport 2002.

BURRIN D, SHULMAN R et al.: Porcine colostrum and milk stimulate visceral organ and skeletal muscle protein synthesis in newborn pigs. J. Nutr. 122: 1205-1213, 1992.

CESARONE R, BELCARO G, MD, DI RENZO A, et al.: Prevention of influenza episodes with colostrum compared with vaccination in healthy and high-hisk cardiovascular cubjects: The Epidemiologic Study in San Valentino. Department of Biomedical Sciences, »G. d'Annunzio Chieti e Pescava«, Pescara, Italy. Clin Appl Thromb Hemost, 13: 130-136, 2007

COOMBES J et al.: Dose effects of Oral Bovine Colostrum on Physical Work Capacity in Cyclists. Med. Sci. in Spor. & Exer., 2002.

GRACZYK TK, CRANFIELD MR, BOSTWICK EF: Hyperimmune bovine colostrum treatment of moribund Leopard geckos infected with Cryptosporidium sp. Vet Res, 30(4): 377-382, Jul-Aug 1999.

HOFMAN Z et al.: The Effects of Bovine Colostrum on Excercise Performance in Elite Field Hockey Players. Int. J. Sports Nutr, 2002.

KAY L. PALS KL, RAY-TAI CHANG RT, RYAN AJ, GISOLFI CV: Effect of running intensity on intestinal permeability. J Appl Physiol 82:571-576, 1997.

KORHONEN H, MARNILA P, Gill HS : Bovine milk antibodies for health. Br J Nutr, 84 Suppl 1: S135-46, 2000.

KUIPERS H et al.: Effects of Oral Bovine Colostrum Supplementation on Serum Insulin-like Growth Factor I Levels. Nutritition, 2002.

LEPPÄLUOTO J, RASI S, MARTIKKALA V, PUUKKA M.: Bovine Colostrum Supplementation enhances Physical Performance on Maximal Exercise Tests. Department of Physiology, University of Oulu, Department of Sports Medicine, 2000.

MAHER TJ : Bovine Colostrum (Continuing Education Module) New Hope Institute of Retailing: Oct 2000

MARCHBANK T, DAVISON G, OAKES JR, GHATEI MA, PATTERSON M, MOYER MP and PLAYFORD RJ: The nutraceutical bovine colostrum truncates the increase in gut permeability caused by heavy exercise in athletes. Am J Physiol Gastrointest Liver Physiol 300: G477-G484, 2011.

MARCHBANK T, DAVISON G, OAKES JR, GHATEI MA, PATTERSON M, MOYER MP and PLAYFORD RJ: The nutriceutical bovine colostrum trun- cates the increase in gut permeability caused by heavy exercise in athletes. Am J Physiol Gastrointest Liver Physiol 300: G477-G484, 2011.

MERO A et al.: Effects of Pastilles Containing Bovine Colostrum on Health of Athletes. XXVIth FIMS World Congress of Sports Medicine, Orlando, Florida, p. 34, 1998.

MERO A, MIIKKULAINEN H et al.: Effects of bovine colostrum supplementation on serum IGF-1, IgG, hormone, and saliva IgA during training. J. Appl. Physiol. 83: 1144-1151, 1997.

PACYNA J, SIWEK K, TERRY SJ, et al.: Survival of rotavirus antibody activity derived from bovine colostrum after passage through the human gastrointestinal tract. Pediatr Gastroenterol Nutr; 32 (2): 162-7, 2001.

SARKER SA, CASWALL TH, MAHALANABIS D, et al.: Successful treatment of rotavirus diarrhea in children with immunoglobulin from immunized bovine colostrum. Pediatr Infect Dis J; 17(12): 1149-54, 1998.

SCHMIDTBLEICHER D et al.: Effect of Colostrum on Maximum Strength of the Skeletal Muscle – Results of a Double-Blind Cross-Over Study over Several Weeks. Johann Wolfgang Goethe University, Institute of Sport Science 2001.

SEIFERT J, MOLKEWEHRUM M, OESSER S, et al.: Endotoxin inactivation by enterally applied colostrum of different compostion. Eur Surg Res, 34: 68-72, Jan-Apr. 2002.

SHING CM, JENKINS DG et al.: School of Human Movement Studies, University of Queensland and Centre for Phytochemistry and Pharmacology, Southern Cross University, Lismore, Australia, 2006.

TOLLEMAR J, GROSS N, JARSTRAND C, et al.: Fungal prophylaxis by reduction of fungal colonization by oral administration of bovine anti-Candida antibodies in bone marrow transplant recipients. Bone Marrow Transplant, 23(3):283-90; Feb 1999.

VESA TH, MARTEAU Ph, KOPELA R: Lactose Intolerance. Journal of the American College of Nutrition 19 (2), 165-175, 2000.

Entzündung

ADCOCK IM, CARAMORI G: Cross-talk between pro-inflammatory transcription factors and glucocorticoids. Immunology and Cell Biology, Vol.79, No.4, August 2001

BLABLOCK JE: Harnessing a neural-immune circuit to control inflammation and shock. J. Exp. Med. 195: F25-F28, 2003

BROGDEN KA, GUTHMILLER JM, SALZET M, et al: The nervous system and innate immunity: the neuropeptide connection. Nature immunology, 6(6): 558-564, 2005

CAMPO JV, BRIDGE J, EHMANN M, et al: Recurrent abdominal pain, anxiety, and depression in primary care. Pediatrics, Vol. 113, 4: 817-824, 2004

DELVAUX M: Functional bowel disorders and irritable bowel syndrome in Europe. Aliment. Pharmacol. Ther., 18 (Suppl 3): 75-79, 2003

DI LORENZO C, BENNINGA MA, FORBES D, et al: Functional gastrointestinal disorders, gastrooesophgeal reflux and neurogastroenterology: Working Group Report of the second world congress of pediatric gastroenterology, hepatology, and nutrition. J. of Ped. Gastroenterology and Nutrition, 39: 616-625, 2004

GOEHLER LE, GAYKEMA RPA, NGUYEN KT, et al: Interleukin-1beta in immune cells of the abdominal vagus nerve: a link between the immune and the nervous system. The Journal of Neuroscience, 19(7): 2799-2806, 1999

GUNDY D, SCHEMANN M: Enteric nervous system. Current Opinion in Gastroenterology, 21: 176-182, 2005

GUNDY D, SCHEMANN M: Enteric nervous system. Current Opinion in Gastroenterology, 21: 176-182, 2005

KONSMAN JP, PARNET P, DANTZER R: Cytokine-induced sickness behaviour: mechanisms and implications. Trends in Neuroscience, 23: 154-159, 2002

LOMAX AE, FERNANDEZ E, SHARKEY KA : Plasticity of the enteric nervous system during interstinal inflammation. Neurogastroenterologic Motility, 17: 4-15, 2004

LOMAX AE, FERNANDEZ E, SHARKEY KA: Plasticity of the enteric nervous system during interstinal inflammation. Neurogastroenterologic Motility, 17: 4-15, 2004

MEDZHITOV R: Origin and physiological roles of inflammation. Insight Review. Nature, 454: 24 July 2008

PADGETT DA, GLASER R: How stress influences the immune response. Trends in Immunology, Vol.24 No.8, August 2003

PAVLOV VA, TRACEY KJ: Neural regulators of innate immune response and inflammation. Cell. Mol. Life Sci. 61: 2322-2331, 2004

RASQUIN-WEBER A, HYMAN PE, Cucchiara S, et al: Childhood functional gastrointestinal disorders.Gut, 45 (Suppl II): II60-II68, 1999

SAPOLSKY RM, ROMERO M, MUNCK AU: How Do Glucocorticoids Influence Stress Responses? Integrative Permissive, Suppressive, Stimulatory and Preparative Actions. Endocrine Reviews, 21(1):55-89, 2000

TRACEY KJ: The inflammatory reflex. Nature, Dec. 19/26, 420: 853-859, 2002

WOOD JD: Enteric neuroimmunophysiology and pathophysiology. Gastroenterology, 127: 635-657, 2004

WOOD JD: Enteric neuroimmunophysiology and pathophysiology. Gastroenterology, 127: 635-657, 2004

Immunsystem

ALVAMI A, KOSZINOWSKI UH: Viral mechanisms of immune evasion. Trends in Immunology, 9: 447-453, 200

BELL JK, MULLEN GED, Leifer AC, et al.: Leucin-rich repeats and pathogen recognition in Toll-like receptors. Trend in Immunology, 24: 528-533, 2003

BERGER T: Die Zukunft ? Definitionen von Subtypen aus dem Formenkreis der Multiplen Sklerose. J Neurol Neurochir Psychatr, No.4, 2001

BIESTMILCH'S IMMUNEDITION Trends & Skizzen: Immunglobuline an der Front der Antigenflut. 3/2002

BITZAN MM, GOLD BD, PHILPOTT DJ, et al.: Inhibition of Helicobacter pylori and Helicobacter mustelae binding to lipid receptors by bovine colostrum. J Infect Dis, 177(4): 955-61; April1998

BJÖRKSTÉN B: Effects of intestinal microflora and the environment on the devolpment of asthma and allergy: Springer Semin Immun 25: 257-270, 2004

BORROW P, EVANS CF, OLDSTONE MBA: Virus-induced Immuno-suppression: immune system-mediated destruction of virus-infected dendritic cells result in general immunosuppression: Journal of Virology, 1059-1070, 1995

BRANDTZAEG P, BAEKKEVOLD ES, FARSTAD IN, et al : Regional specialization in the mucosal immune system: What happens in the microenvironments? Immunology today 20:141-151, 1999

BROWNING KN, et al: The vagus nerve in appetite regulation, mood, and intestinal inflammation. Gastroenterology, 152:730-744, 2017

CIPOLLA-NETO J, et al: Melatonin, energy metabolism, and obesity· a review. J.Pineal Res. 56: 371-381, 2014

GEORGE AJT, STARK J, CHAN C: Understanding specificity and sensitivity of T-cell recognition. Trends in Immunology, 26: 653-659, 2005

HOOPER LV, et al: Interactions between the microbiota and the immune system. Review. Sience, 336:1268-1273, 2012

KASAHARA Y, YACHIE A, TAKEI K, et al: Differential cellular targets of Epstein-Barr virus (EBV) infection between acute EBV-associated hemophagocytic lymphohistiocytosis and chronic active EBV infection. BLOOD, 98: 6, 1882-1888, 2001

KAUFMANN StHE, SCHAIBLE UE: Antigen presentation and recognition in bacterial infections. Current Opinion in Immunology, 17(1): 79-87

KAWAI T, AKIRA Sh.: Pathogen recognition with toll-like receptors. Current opinion in Immunology, 17(4): 338-344

KIESEIER BC, HARTUNG HP: Multiple paradigm shifts in multiple sclerosis. Curr Op Neurol, 16:247-252, 2004

LEWONTIN CR: Biology as Ideology:The Doctrine of DNA. Harper Perennial, 1993

LEWONTIN CR: It ain't necessarily so. Granta Books, 2001

MATTER L, FRIDERICH P, SCHAEFER C: Labordiagnostik von Infetkionskrankheiten. Schweiz Med Forum Nr.47, 21 November 2001

MOYNAGH PN: TLR signalling and activation of IRFs: revisting old friends from NF-kappaB pahtway. Trends in Immunology, 26: 469-476, 2005

NATHAN C: Point of control in inflammation. Nature Immunology, 420: 846-852, 2002

Overview and problematic standpoints of severe chronic active Epstein-Barr virus infection syndrome. crit Rev Onc/Hematol 44, 273-282, 2002

PACHA J: Development of Intestinal Transport Function in Mammals. Physiological Reviews Vol.80, No.4 Oct 20

PERLMUTTER D: Epigenetics as fuel for brain health. Alternative and Complementary Therapies. 19:1, 9-12, 20

PIMENTEL GD, et al: Hypothalamic inflammation and central nervous system control of energy homeostasis. Molecular and Cellular Endocrinology, 397: 15-22, 2014

POWELL N, et al: The mucosal immune system: master regulator of bidirectional gut-brain communications. Nature Reviews, Gastroenterology & Hepatology, 14:143-159

RUMMEL ChR, et al: Obesity impacts fever and sickness. Behavior during acute systemic inflammation. Reviews. Physiology, 31:117-130, 2015

SEVELSTED A et al: Cesarean section and chronic immune disorders. American Academy of Pediatrics, 2014

THAYER JF, et al: Neural aspects of immunomodulation: Focus on the vagus nerve. Brain, Behavior, and Immunity, 24:1223-1228, 2010

VISSER J, et al: Metabolic and nutritional consequence of the acute phase response. SAJCN, 15, 3:75-94, 2002

WATERSON MJ, et al: Neuronal regulation of energy homeostasis: Beyond the hypothalamus and feeding. Review. Cell Metabolismus, 22: 01-09, 2015

»Können Immunglobuline des bovinen Kolostrums/Biestmilch im Magen-Darmtrakt des Menschen ihre Wirkung entfalten?« Eine Zusammenfassung unterschiedlicher Publikationen, die Sie bei uns auch anfordern können: www.biestmilch.com

Bildnachweis
Coverbild: ©Beboy - stock.adobe.com
Autorenporträt: privat
Zeichnungen: Felix A. Weisz
Grafiken: Ralf Scheiber
Fotos: Susann Kräftner, Kjell Schiöberg

STYRIA
BUCHVERLAGE

© 2018 by Kneipp Verlag Wien
in der Verlagsgruppe Styria GmbH & Co KG
Wien – Graz
Alle Rechte vorbehalten.
ISBN 978-3-7088-0738-6

Bücher aus der Verlagsgruppe Styria gibt es
in jeder Buchhandlung und im Online-Shop
www.styriabooks.at

Covergestaltung: Oskar Kubinecz
Layout und Buchgestaltung: Sebastian Carl
Lektorat: Motto Verlagsservice, Wien

Druck und Bindung: Florjančič Tisk
Printed in the EU

7 6 5 4 3 2 1